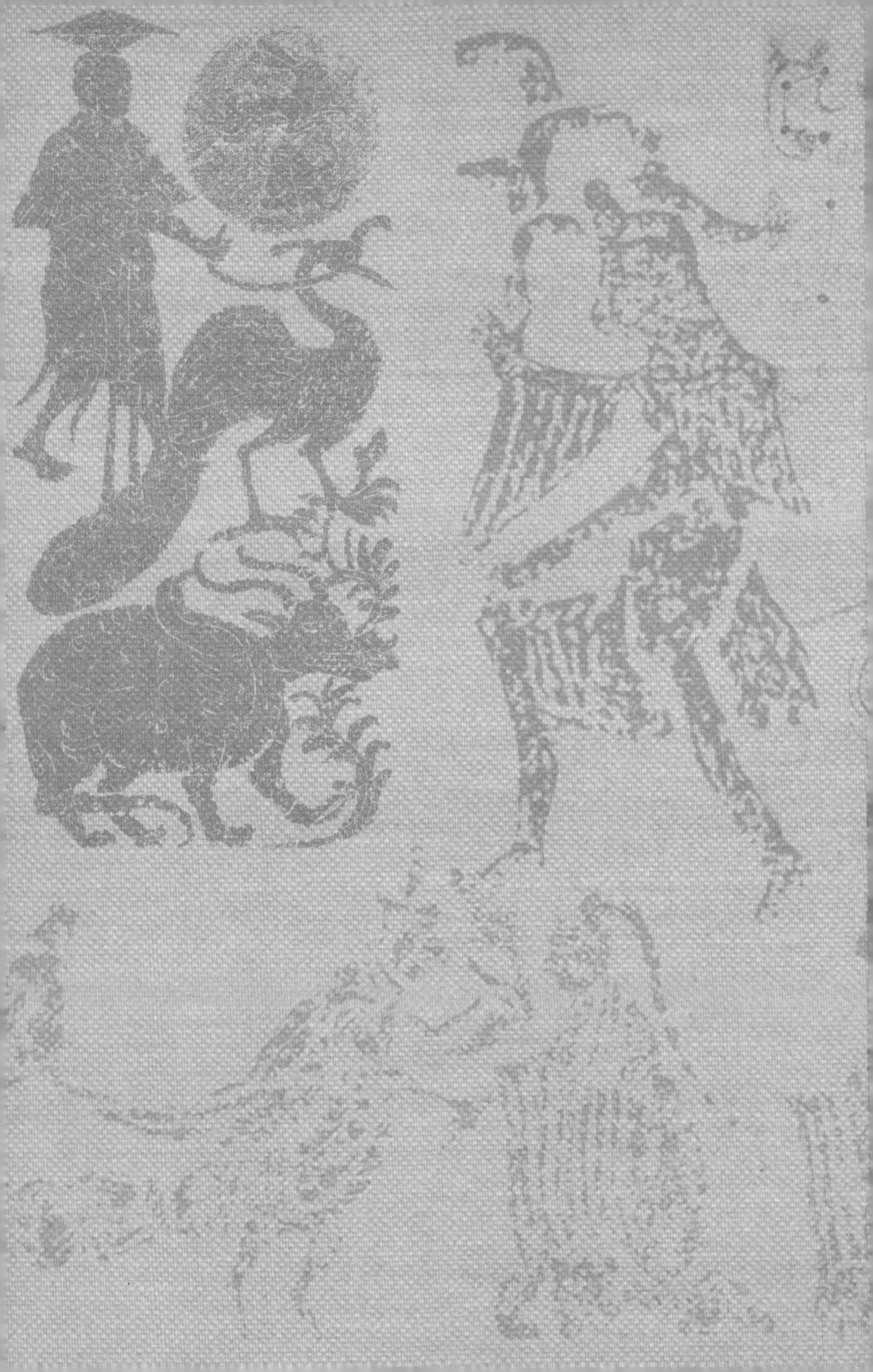

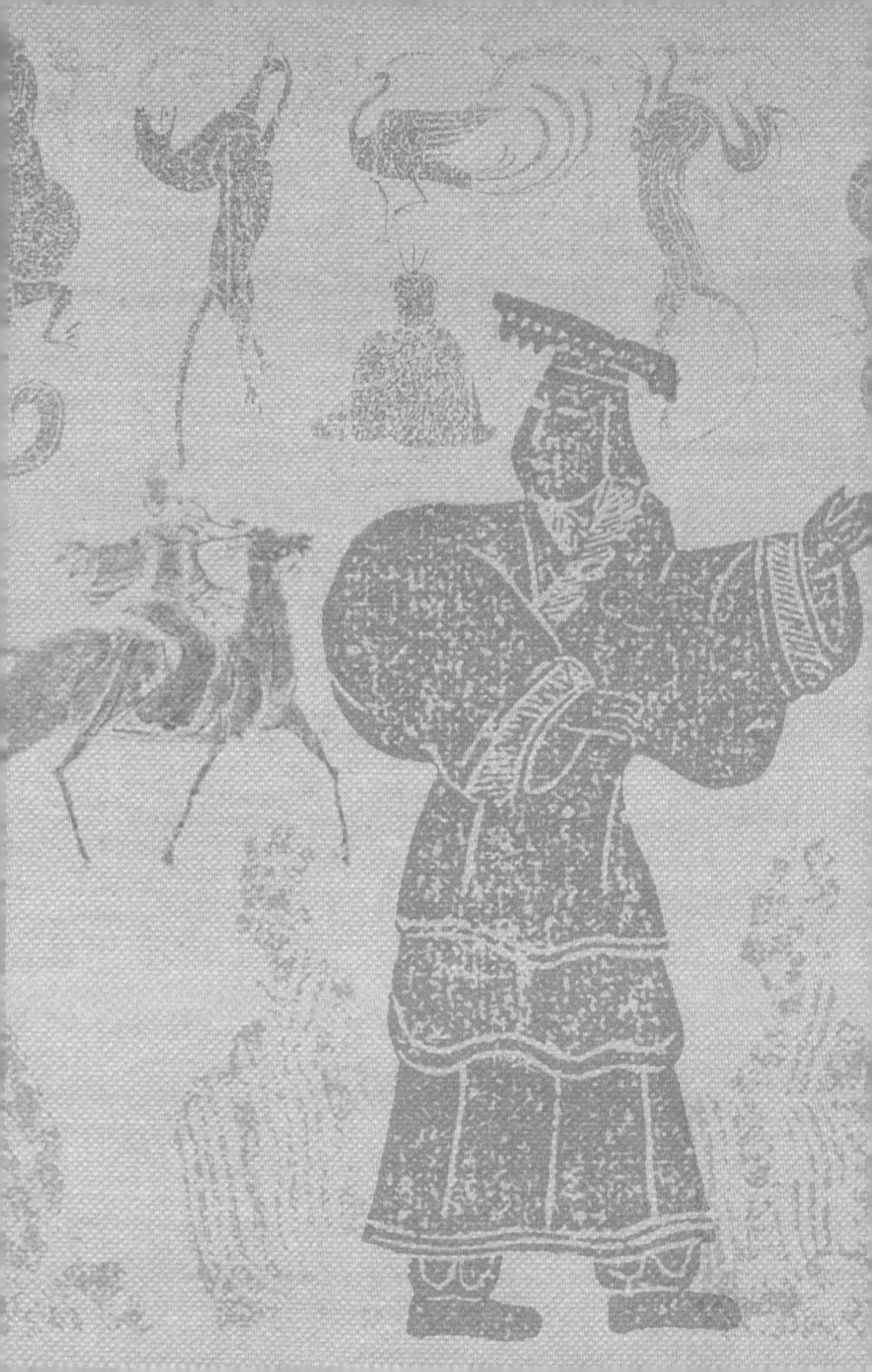

中国古医籍整理丛书（续编）

东溪节略
医林正宗

（明）饶鹏 撰

郑 洪 狄碧云 张 星 钱群英 校注

全国百佳图书出版单位

中国中医药出版社

·北 京·

图书在版编目（CIP）数据

东溪节略医林正宗 /（明）饶鹏撰；郑洪等校注.

北京：中国中医药出版社，2025.8

（中国古医籍整理丛书）

ISBN 978-7-5132-9479-9

Ⅰ. R24

中国国家版本馆 CIP 数据核字第 2025BD6290 号

中国中医药出版社出版

北京经济技术开发区科创十三街 31 号院二区 8 号楼

邮政编码　100176

传真　010-64405721

北京盛通印刷股份有限公司印刷

各地新华书店经销

开本 710×1000　1/16　印张 14　字数 157 千字

2025 年 8 月第 1 版　2025 年 8 月第 1 次印刷

书号　ISBN 978-7-5132-9479-9

定价　68.00 元

网址　www.cptcm.com

服 务 热 线　010-64405510

购 书 热 线　010-89535836

维 权 打 假　010-64405753

微信服务号　zgzyycbs

微商城网址　https://kdt.im/LIdUGr

官 方 微 博　http://e.weibo.com/cptcm

天猫旗舰店网址　https://zgzyycbs.tmall.com

前 言

　　中医药古籍是中华优秀传统文化的重要载体，也是中医药学传承数千年的知识宝库，凝聚着中华民族特有的精神价值、思维方法、生命理论和医疗经验，也是现代中医药科技创新和学术进步的源头和根基。保护好、研究好和利用好中医药古籍，是弘扬中华优秀传统文化、传承中医药学术、促进中医药振兴发展的必由之路，事关中医药事业发展全局。

　　中共中央、国务院高度重视中医药古籍保护与利用，有计划、有组织地开展了中医药古籍整理研究和出版工作。特别是党的十八大以来，一系列中医药古籍保护、整理、研究、利用的新政策相继出台，为守正强基础，为创新筑平台，中医药古籍事业迈向新征程。《中共中央 国务院关于促进中医药传承创新发展的意见》《关于推进新时代古籍工作的意见》《"十四五"中医药发展规划》《中医药振兴发展重大工程实施方案》等重要文件均将中医药古籍的保护与利用列为工作任务，提出要加强古典医籍精华的梳理和挖掘，推进中医药古籍抢救保护、整理研究与出版利用。国家中医药管理局专门成立了"中医药古籍工作领导小组"，以加强对中医药古籍保护、整理研究、编辑出版以及古籍数字化、普及推广、人才培养等工作的统筹，持续推进中医药古籍重大项目的规划与组织。

2010年，财政部、国家中医药管理局设立公共卫生资金专项"中医药古籍保护与利用能力建设项目"。2018年，项目成果结集为《中国古医籍整理丛书》正式出版，包含417种中医药古籍，内容涵盖了医经、基础理论、诊法、伤寒金匮、温病、本草、方书、内科、外科、女科、儿科、伤科、眼科、咽喉口齿、针灸推拿、养生、医案医话医论、医史、临证综合等门类，时间跨越唐、宋、金元、明以迄清末，绝大多数是第一次校注出版，一批孤本、稿本、抄本更是首次整理面世。第九届、第十届全国人大常务委员会副委员长许嘉璐先生听闻本丛书出版，欣然为之作序，对本项工作给予高度评价。

2020年12月起，国家中医药管理局先后立项实施"中医药古籍文献传承专项""中医药古籍挖掘和保护条件提升项目"，主要开展重要古医籍整理出版、中医临床优势病种专题文献挖掘整理、中医药古籍保护修复与人才培训、中医药古籍标准化体系建设等工作。设立"中医药古籍文献传承工作项目管理办公室"，负责具体管理和组织实施、制定技术规范、举办业务培训、提供学术指导等，全国43家单位近千人参与项目。本专项沿用"中医药古籍保护与利用能力建设项目"形成的管理模式与技术规范，对现存中医药古籍书目进行梳理研究，结合中医古籍发展源流与学术流变，特别是学术价值和版本价值的考察，最终选定80种具有重要学术价值和版本价值的中医药古籍进行整理出版，内容涉及伤寒、金匮、温病、诊法、本草、方书、内科、外科、儿科、针灸推拿、医案医话、临证综合等门类。为体现国家中医药古籍保护与利用工作的延续性，命名为《中国古医籍整理丛书（续编）》。

当前，正值中医药事业发展天时地利人和的大好时机，中医药古籍工作面临新形势，迎来新机遇。中医药古籍工作应紧紧围绕新时代中医药事业振兴发展的迫切需求，持续做好保护、整理、研究与利用，努力把古籍所蕴含的中华优秀传统文化的精神标识和具有当代价值、世界意义的文化精髓挖掘出来、提炼出来、展示出来，把中医药这一中华民族的伟大创造保护好、发掘好、利用好，为建设文化强国和健康中国、助力中国式现代化、建设中华民族现代文明、实现中华民族伟大复兴贡献更大力量。

中医药古籍文献传承工作项目管理办公室

2025 年 6 月 16 日

许 序

"中医"之名立，迄今不逾百年，所以冠以"中"字者，以别于"洋"与"西"也。慎思之，明辨之，斯名之出，无奈耳，或亦时人不甘泯没而特标其犹在之举也。

前此，祖传医术（今世方称为"学"）绵延数千载，救民无数；华夏屡遭时疫，皆仰之以度困厄。中华民族之未如印第安遭染殖民者所携疾病而族灭者，中医之功也。

医兴则国兴，国强则医强。百年运衰，岂但国土肢解，五千年文明亦不得全，非遭泯灭，即蒙冤扭曲。西方医学以其捷便速效，始则为传教之利器，继则以"科学"之冕畅行于中华。中医虽为内外所夹击，斥之为蒙昧，为伪医，然四亿同胞衣食不保，得获西医之益者甚寡，中医犹为人民之所赖。虽然，中国医学日益陵替，乃不可免，势使之然也。呜呼！覆巢之下安有完卵？

嗣后，国家新生，中医旋即得以重振，与西医并举，探寻结合之路。今也，中华诸多文化，自民俗、礼仪、工艺、戏曲、历史、文学，以至伦理、信仰，皆渐复起，中国医学之兴乃属必然。

迄今中医犹为国家医疗系统之辅，城市尤甚。何哉？盖一则西医赖声、光、电技术而于20世纪发展极速，中医则难见其进。二则国人惊羡西医之"立竿见影"，遂以为其事事胜于中医。然西医已自觉将入绝境：其若干医法正负效应相若，甚或负远逾于正；研究医理者，渐知人乃一整体，心、身非如中世纪所认定为二对立物，且人体亦非宇宙之中心，仅为其一小单位，与宇宙万象万物息息相关。认识至此，其已向中国医学之理念"靠拢"矣，虽彼未必知中国医学何如也。唯其不知中国医理何如，纯由其实践而有所悟，益以证中国之认识人体不为伪，亦不为玄虚。然国人知此趋向者，几人？

国医欲再现宋明清高峰，成国中主流医学，则一须继承，一须创新。继承则必深研原典，激清汰浊，复吸纳西医及我藏、蒙、维、回、苗、彝诸民族医术之精华；创新之道，在于今之科技，既用其器，亦参照其道，反思己之医理，审问之，笃行之，深化之，普及之，于普及中认知人体及环境古今之异，以建成当代国医理论。欲达于斯境，或需百年欤？予恐西医既已醒悟，若加力吸收中医精粹，促中医西医深度结合，形成21世纪之新医学，届时"制高点"将在何方？国人于此转折之机，能不忧虑而奋力乎？

予所谓深研之原典，非指一二习见之书、千古权威之作；就医界整体言之，所传所承自应为医籍之全部。盖后世名医所著，乃其秉诸前人所述，总结终生行医用药经验所得，自当已成今世、后世之要籍。

盛世修典，信然。盖典籍得修，方可言传言承。虽前此50余载已启医籍整理、出版之役，惜旋即中辍。阅20载再兴整理、出版之潮，世所罕见之要籍千余部陆续问世，洋洋大观。

今复有"中医药古籍保护与利用能力建设"之工程，集九省市专家，历经五载，董理出版自唐迄清医籍，都400余种，凡中医之基础医理、伤寒、温病及各科诊治、医案医话、推拿本草，俱涵盖之。

噫！璩既知此，能不胜其悦乎？汇集刻印医籍，自古有之，然孰与今世之盛且精也！自今而后，中国医家及患者，得览斯典，当于前人益敬而畏之矣。中华民族之屡经灾难而益蕃，乃至未来之永续，端赖之也，自今以往岂可不后出转精乎？典籍既蜂出矣，余则有望于来者。

谨序。

第九届、十届全国人大常委会副委员长 许嘉璐

二〇一四年冬

校注说明

本书仅存明嘉靖七年（1528）刊本，刊刻者不详。本次整理即以该本为底本。参校本有三类：第一类是现代点校本，即中医古籍出版社 2003 年出版的《海外回归中医善本古籍丛书》第六册中所收的肖永芝点校本，简称为"肖本"；第二类是引过本书内容的著作，如《医籍考》节录了本书的黄玠序，《本草纲目》引用过《医林正宗》部分条目等；第三类是本书所参考的中医古籍，研究发现书中不少条目摘录或改编自前代多种医籍，故将相关医书一并列为参校本。

本书按简体字整理，现代标点，并对疑难字词进行注释。校勘、标点和注释主要遵循中华中医药学会颁布的《中医古籍整理规范》（ZYYXH/T362-371-2012）。主要原则如下：

1. 底本无误，校本有误者，一律不出校记；如底本与校本互异且文义皆通，难以判定正误，且校本之文有参考价值的，出校记存异。

2. 底本中存在不少字形错误之处，有的属一般笔画之误，径改不出校记。

3. 底本中的异体字、古字、俗写字等，统一改为规范简体字，不出校。

4. 底本中使用原有其字的通假字，在首次出现时加注说明，对不常见者征引书证说明通假关系。若校本（或参校资料）使用本字者，先出异文校记，再说明通假关系。

5. 本书的校本所引录的文献，对原文常有删节或缩写，如不失原意，不做改动，必要时出校注说明。

6. 部分药名后，直接为两、钱、分等计量单位，一般为省书，指一两、一钱、一分，为方便阅读，今均补入文中，写作［一］。

7. 本书有少部分残缺，缺字处以□代替。

8. 本书涉及大量中药名称，有的并非现代规范用名，为保存古籍原貌，尽量予以保留。但对刻写中偏旁省略、同音替代等情况予以规范律齐。

9. 底本，每卷名皆作"《东溪节略医林正宗》卷之×"，序作"《东溪节略医林正宗》序"，为统一体例，皆改为"卷之×"及"序"。每卷末皆有"《东溪节略医林正宗》卷之×毕（终、尾）"，整理时一并删去。

序

　　医，仁术也。宰相佐天子，以仁天下；医之起人沉疴，济夭死，其一揆之仁，与相道埒[①]。医顾不贵且重耶？虽然，用药如用兵，夫兵有正有奇，若昔淮[②]阴出师，百战百捷，兵斯善矣。医之手按心会，酌量变通，或治标，或治本，或标本之兼治，或从脉，或从证，或脉证之分疗，或攻或补，或敛或散，或急或缓，或上下之异其引，或荣[③]卫之更其制，与凡一切轻重之分，虚实之辩[④]，随证□□其正其奇，殆有不兵之兵焉者。神而明之，讵□□中之淮阴耶？

　　临川饶东溪叟之医之学，得其源委，已[⑤]人危矣，如手发蒙[⑥]。余偶入广，经长乐[⑦]，徂暑[⑧]，用其药果验。间[⑨]适递药者爽

---

① 埒（liè）：等同。

② 淮：原作"准"，形近而讹，据文义改。淮阴指西汉淮阴侯韩信。

③ 荣：通"营"，下同。

④ 辩：通"辨"，辨别，分辨。《易·系辞下》："辩是与非。"《集解》："辩作辨。"下同。

⑤ 已：治愈。

⑥ 如手发蒙：如同用手发揭开物上之蒙盖物，比喻轻而易举。

⑦ 长乐：古县名，今广东省五华县。

⑧ 徂暑：盛暑。《诗经·小雅·四月》："四月维夏，六月徂暑。"郑玄笺："徂，犹始也，四月立夏矣，而六月乃始盛暑。"

⑨ 间：过一段时间。

实①，余且待持时②，天气斗③热，东溪不旋踵而至，曰："药服乎？从者讹！"其慎重如此，是能知所敬矣。一日乘余情暇，袖其平日手纂仲景、东垣辈④《四子医要》⑤一集，请曰：吾每奏功⑥于贵游家，惟⑦有此，愿畀⑧一言，以弁⑨其端。东溪，江右⑩人也，久游广海，天隆其寿。游久则阅历熟，寿隆则智慧精。手纂四子之要，可谓得医学之的者矣。是可传矣，又何加焉？无亦曰如前所云之敬者乎！世有名医君子，虽治人奴婢，如疗君父，修理药饵，如奉蒸尝⑪，至其取效，一⑫不知焉。若而人者，不善用敬耶？东溪执昔者之敬而不衰，斯可埒⑬四子而肩淮阴矣。於乎⑭，主敬一说，所关最大，岂特止于医哉！功用宏博，实吾儒之家法也。医于儒有近，可与言，故言之。叟

---

① 爽实：失实。明代胡应麟《少室山房笔丛·九流绪论中》："文既爽实，义亦非精。"此指拿错药。

② 持时：报时。宋代孔平仲《孔氏杂说》："《前汉·鲍宣传》注'持时行夜'，'行夜'如今'持更'是已，'持时'如今'报时'是已。"按《医籍考》断句作"余且待持，时天气斗热"，或未注意到"持时"是一个专有名词。

③ 斗：通"陡"，陡然，突然。《史记·封禅书》："成山斗入海。"

④ 辈：《医籍考》作"等"。

⑤ 《四子医要》：即本书初名，刊刻时以《新刊东溪节略医林正宗》为名。

⑥ 功：《医籍考》作"效"。

⑦ 惟：在于。《医籍考》无此字。

⑧ 畀（bì）：给予。

⑨ 弁（biàn）：放在前头。

⑩ 江右：旧时江西的别称。

⑪ 蒸尝：本指秋冬二祭，后泛指祭祀。

⑫ 一：完全。

⑬ 埒：原作"捋"，形近而误，据文义改。又，《医籍考》作"将"，疑亦误。

⑭ 於（wū）乎：感叹词，同"呜呼"。

名鹏，字九万，以医功冠带^①于正德壬申之禩^②。东溪其别号云。

时嘉靖戊子^③秋七月初吉旦^④

福建漳^⑤之龙溪^⑥东紫樵云黄玠书

---

① 冠带：指获赐官职，多为虚衔。明代官医系统有"冠带医士"之头衔。
② 正德壬申之禩：禩，年也。正德壬申为正德七年，即公元1512年。
③ 嘉靖戊子：嘉靖七年，即公元1528年。
④ 吉旦：农历每月初一。
⑤ 漳：福建漳州的简称。
⑥ 龙溪：旧为漳州的附廓县，今漳州市龙海区。

目 录

目 录

二

卷之四

卷之五

卷之六

卷之七

卷之八

卷之一

脉赋

为医之道，诊脉为先。辩证治于指下，决生死于眼前。寸关尺为三部九候[①]，浮中沉兮七表八里[②]。左心小肠肝胆肾兮，膀胱是从；右肺兮[③]肠脾胃命兮[④]，三焦为并。浮芤滑实弦紧洪兮，七表阳经[⑤]；微沉缓涩迟伏濡弱兮，八里阴经[⑥]。男子尺脉常弱，妇人尺脉常盛[⑦]。若为候[⑧]，具[⑨]平旦，在寅[⑩]之时，血脉未乱，饮食未施，于斯之时，诊而知知[⑪]。调自己之气息，随

① 三部九候：指寸口诊法。寸口脉分寸、关、尺三部，每部以轻、中、重指力按，分浮、中、沉。《难经·十八难》："三部者，寸关尺也。九候者，浮中沉也。"

② 七表八里：七表，即七表脉。八里，即八里脉。《王叔和脉诀》（下称《脉诀》）将二十四脉分为七表、八里、九道。

③ 兮：疑当作"大"。《医脉真经》载："左心小肠肝胆肾，右肺大肠脾胃命。肾家之腑是膀胱，命脉外诊三焦病。"

④ 兮：原作"若"，据文义及句式改。肖校本疑作"门"字，然与句式不合。

⑤ 阳经：即阳脉。《脉诀》："七表者，浮芤滑实弦紧洪也。八里者，微沉缓涩迟伏濡弱也。七表，阳也；八里，阴也。"

⑥ 阴经：即阴脉。

⑦ 男子尺脉常弱，妇人尺脉常盛：元滑寿《诊家枢要》："男子尺脉常弱，女子尺脉常盛，此其常也。"

⑧ 候：诊脉。

⑨ 具：通"俱"。《诗经·郑风》："火烈具举。"

⑩ 寅：寅时为清晨三至五时。

⑪ 知：疑当作"之"，音近而讹。

奇^①位以按之。春弦夏洪，秋毛冬石，土旺四季，缓大是则。一息四至，动满一百，来往调匀，和平脉息。稍若大小不齐，长短缓急，病在何经，论以生克^②。表里阴阳，子细^③分别。观其浮主风，芤失血，滑吐实痢，弦为拘急，紧为疼痛，洪大发热，微沉冷，缓为风，结涩血满，伏则有积，迟为久寒，濡弱虚弱。人迎紧盛，伤于食候^④。若浮芤相抟，中风血衄。浮滑相搏，中风吐逆。浮实交并，中风痢疾。浮弦交并，中风拘紧，中风痛迫^⑤。浮中之洪，中风热灸^⑥。举此为例，余以类释。

脉之相似，不可不识。浮芤一般，弦紧相若。缓似乎迟，滑似乎数。涩之似微，虚之似弱，革之于牢，沉之以伏，抵大相四^⑦，亦在乎熟而矣。

春得微涩兮病焉瘥，夏得沉伏兮命难延，秋得洪实兮气欲

---

① 奇：通"寄"。马融《长笛颂》："惟箖笼之奇生兮。"王念孙注："奇，读为寄。寄，托也。"寄位指寸关尺分配脏腑。

② 生克：即五行生克。四时各有平脉，可以五行生克之理来判断预后。详见"春得微涩兮病焉瘥，夏得沉伏兮命难延。秋得洪实兮气欲绝，冬得缓大兮将归泉"句。

③ 子细：同"仔细"。

④ 人迎紧盛，伤于食候：宋朱肱《南阳活人书》载："《甲乙经》云：人迎紧盛，伤于寒；气口紧盛，伤于食。（左手关前一分者，人迎之位也；右手关前一分者，气口之位也。）"此处或以"人迎"统称两手关前。

⑤ 中风痛迫：此句前疑有脱文。宋杨士瀛《医脉真经》云："浮弦交并，中风拘急。浮中之紧，中风体痛。"

⑥ 热灸：《医脉真经》作"发热"。

⑦ 抵大相四：抵大当作"大抵"；四通"似"，相似。本段内容与《医脉真经》相近，该书此句作"大抵相类"。

绝，冬得缓大兮将归泉[①]。更看太冲之下，树无叶而有根[②]。其心病死于肾位，刻壬癸以为关[③]。如此之诀，共知道者，始可与言也。脉病人健，其人必死。脉和人病，虚证乃生。证脉相及[④]，以脉为证。脉病相当，命乃可有。妊娠之脉，则六部平等，尺中滑数而无邪。平小儿之脉，呼吸八至十至，使[⑤]作病看。鬼祟之脉，来往而无定体。奇经之脉，则病经所传。九道脉[⑥]见病危笃，十怪脉[⑦]见将离魂。所谓神圣功巧[⑧]，在乎通变机关。此赋略述相式，其详有《王叔脉诀》[⑨]存焉。

① 春得微涩……归泉：此四句言四时病五行相克脉。微涩为秋季平脉，秋属金，春属木，金克木，故春季得微涩脉则病难治。其余三句同理。《图注脉诀辨真》："大抵五脏之脉，四时随经所旺而不衰，故各得其平也。若心见沉细，肝见短涩，肾见迟缓，肺见洪大，脾见弦长，皆谓鬼贼之相克，故为死候也。"

② 更看太冲之下，树无叶而有根：意为太冲脉尚在，其人仍有生机。《医脉真经》"太冲尺脉"条载："寸关无脉已沉昏，脚面犹兼尺脉浮，此理恰如枝叶悴，尚余生意在其根。"太冲指足背脉搏跳动处。

③ 其心病死于肾位，刻壬癸以为关：心属火，肾属水，壬癸亦属水，水克火，故心病死于壬癸时日。《脉经》："假令心病，北行，若食豚、鱼得之。不者，当以冬时发，得病以壬癸日也。"

④ 及：疑当作"反"，形近而讹。本句文义似指脉、证表现相反时，当以脉象为准。然"相及"亦通，谓相关联。

⑤ 使：疑当作"便"，形近而讹。

⑥ 九道脉：脉象分类之一类。《脉诀》把二十四脉分为七表、八里、九道三类。九道脉指长、短、虚、促、结、代、牢、动、细九种脉。

⑦ 十怪脉：生命垂危时出现的十种异常脉象。首见于《世医得效方》，即釜沸脉、鱼翔脉、弹石脉、解索脉、屋漏脉、虾游脉、雀啄脉、偃刀脉、转豆脉、麻促脉等十种。

⑧ 神圣功巧：指望闻问切四诊。"功"当作"工"。《难经·六十一难》："望而知之谓之神，闻而知之谓之圣，问而知之谓之工，切脉而知之谓之巧。"

⑨ 王叔脉诀：即《王叔和脉诀》。该书一般认为是六朝高阳生托名王叔和的作品。书中不少内容是根据王叔和《脉经》重新编撰的。

寒热温凉药赋

寒①

诸药识性，此类最寒。犀角解乎心热，羚羊清乎肺肝。泽泻利水通淋而补阴之不足，海藻散瘿破气而治疝何难？知菊花能明目清头风，射干疗喉闭②而消痈毒，薏苡理脚气而除心③湿，藕节消瘀④血而止⑤血衄。瓜蒌子下气喘兮，亦且宽中；车前子利小便兮，又能明目⑥。是以黄柏疮用，兜铃⑦嗽医。地骨皮有退热除蒸之效，薄荷叶有消痰清壅⑧之施。宽中下气，枳壳而缓⑨，枳实速也；疗肌解渴⑩，干葛⑪为先，柴胡次之。百合⑫治肺热而嗽咳⑬可止，栀子凉心肺兮而⑭鼻衄最宜。玄参治热

---

① 寒：原无此子目。本篇与《医要集览》所载《药性赋》相近，据补。

② 喉闭：即咽闭。《医要集览·药性赋》作"咽闭"。

③ 心：《医要集览·药性赋》作"风"。

④ 瘀：原作"痢"，形近而讹，据《医要集览·药性赋》改。

⑤ 止：原作"正"，形近而讹，据《医要集览·药性赋》改。

⑥ 车前子利小便兮，又能明目：《医要集览·药性赋》作"车前子止泻利小便兮，尤能明目。"

⑦ 铃：原作"苓"，据《医要集览·药性赋》改。

⑧ 消痰清壅：《医要集览·药性赋》作"消风清肿"。

⑨ 而缓：《医要集览·药性赋》作"缓而"。

⑩ 解渴：《珍珠囊补遗药性赋》作"解表"。

⑪ 干葛：葛根之异名。下同。

⑫ 百合：《医要集览·药性赋》作"百部"。

⑬ 而嗽咳：此三字于《医要集览·药性赋》作"咳嗽"

⑭ 肺兮而：此三字于《医要集览·药性赋》作"肾"。

斑①壅毒而清咽膈②，升麻消风热毒肿而③发散疮痍。盖曰水银杀虫而下死胎④，金箔镇心而安魂魄。茵陈治黄疸而利水道⑤，瞿麦治热淋之有血。朴硝通大肠破血而吐痰癖，石膏坠头疼解肌而消烦渴。前胡除内热外热破痰实，滑石治五脏六腑之涩结⑥。天门冬补冷嗽止血而润肺心⑦，麦门冬清心止烦渴而除肺热。大抵止虚烦、止呕哕，须用竹茹；通秘结、宣瘀血，必资大黄。宣⑧黄连治冷热痢而厚肠止泻⑨，淫羊藿疗风冷⑩痹而补阴助阳。茅⑪花⑫止血与⑬吐衄，石韦通淋利⑭小肠。熟地黄⑮补血而疗虚损，生地黄生血更医疮眼。赤芍药破血疗腹痛而热烦亦解，白

①　斑：原作"班"，班、斑相通。因本书两种写法均多次出现，现统一作"斑"。

②　玄参……清咽膈：《医要集览·药性赋》作"玄参治结热毒痈清利咽膈。"

③　而：《医要集览·药性赋》无。

④　盖曰……下死胎：《医要集览·药性赋》《珍珠囊指掌补遗药性赋》均作"尝闻腻粉抑肺而敛肛门"。

⑤　道：《医要集览·药性赋》《珍珠囊指掌补遗药性赋》均无。

⑥　前胡除内热……涩结：《医要集览·药性赋》作"前胡除内外之痰实，滑石利六腑之涩结。"

⑦　天门冬……润肺心：《医要集览·药性赋》作"天门冬止嗽补血冷而润肝心"。

⑧　宣：原脱，据《医要集览·药性赋》补。

⑨　泻：原作"渴"，形近而讹，据《医要集览·药性赋》改。黄连亦有止渴功效，《本草纲目》载其"止消渴"，但联系上下文以止泻为是。

⑩　冷：原作"令"，据《医要集览·药性赋》改。

⑪　茅：原作"苏"，形近而误，据《医要集览·药性赋》改。

⑫　花：《医要集览·药性赋》作"根"。

⑬　与：原作"之"，据《医要集览·药性赋》改。

⑭　利：《医要集览·药性赋》作"于"。

⑮　熟地黄：原残不可识，略可见"熟"字上半身。据《医要集览·药性赋》补。

芍药补虚生新血而退热宜凉①。若乃消肿满逐水于牵牛，除热毒②杀三虫之③贯众。金铃子④治疝气涩精而补肾虚⑤，萱草根治五淋而消浮肿⑥。侧柏叶止⑦血山崩漏之疾。香附子理血气妇人之用。地肤子利膀胱，可洗脾胃之热⑧；山豆根解热毒，能⑨止咽喉之痛。白鲜皮祛风治筋弱而疗足顽⑩痹，旋覆花明目治头风而消痰嗽⑪壅。又况荆芥穗清头目⑫，便血、风疮之用。瓜蒌根疗黄疸，消渴之药⑬。地榆皮疗崩漏而止血痢⑭，昆布破气疝而散壅肿⑮。疗伤寒解虚烦，淡竹叶之功倍；除⑯结气破瘀血，牡丹皮之用周。知母止嗽，能退骨蒸；牡蛎涩精，能收虚汗。贝母清痰而止嗽，能润心胆⑰。桔梗下气，治胸膈而利咽喉⑱。若夫

① 宜凉：《医要集览·药性赋》作"尤良"。

② 热毒：《医要集览·药性赋》作"毒热"。

③ 之：《医要集览·药性赋》作"于"。

④ 金铃子：川楝子之异名。

⑤ 涩精而补肾虚：《医要集览·药性赋》作"而补精血"。

⑥ 浮肿：《医要集览·药性赋》作"乳肿"。《本草纲目》言萱草可治"乳痈肿痛"。

⑦ 止：《医要集览·药性赋》作"治"。

⑧ 脾胃之热：《医要集览·药性赋》作"皮肤之风"。

⑨ 能：原脱，据《医要集览·药性赋》补。

⑩ 顽：原脱，据《医要集览·药性赋》补。

⑪ 嗽：后原衍"之"字，据《医要集览·药性赋》删。

⑫ 目：原脱，据《医要集览·药性赋》补。

⑬ 瓜蒌根……之药：《医要集览·药性赋》作"瓜蒌根疗黄疸毒痈消渴解痰之忧"。

⑭ 而止血痢：《医要集览·药性赋》作"止血止痢"。

⑮ 昆布……散壅肿：《医要集览·药性赋》作"昆布破疝气散瘿散瘤"。

⑯ 除：原作"陰"，据《医要集览·药性赋》改。

⑰ 润心胆：《医要集览·药性赋》作"利心肺"。

⑱ 治胸膈而利咽喉：《医要集览·药性赋》作"利胸膈而治咽喉"。

黄芩除诸热而^①治诸^②淋，槐花治肠风亦医痔漏^③，常山理痰能除瘟疟^④，葶苈泻肺喘而通气^⑤。此六十三^⑥种药性之寒，又当考究《图经》以博^⑦其所治，方书详玩以参其所用，庶几可以侪^⑧世乎！

热^⑨

药有温热，医当审详。欲温中而荜茇，欲发散以生姜。五味子止痰嗽且滋肾水，腽肭脐^⑩疗痨瘵而壮元气^⑪。原夫川芎祛风湿而补血清头，续断治崩漏而益筋强足。麻黄表汗而医寒嗽^⑫，韭子^⑬助阳而疗白浊。川乌破积，有消痰治^⑭风痹之功。天雄散寒，仍去温助精阳之药^⑮。观夫花椒^⑯达下，干姜暖中。胡

① 而：原脱，据《医要集览·药性赋》补。

② 诸：《医要集览·药性赋》作"五"。

③ 痔漏：《医要集览·药性赋》作"痔痢"。

④ 常山理痰能除瘟疟：《医要集览·药性赋》作"常山理痰结而治温疟"。

⑤ 通气：《医要集览·药性赋》作"通水气"。

⑥ 六十三：《医要集览·药性赋》作"六十"，《珍珠囊指掌补遗药性赋》作"六十六"。据统计，三书所载药物均为 66 种。不同之处是《医要集览·药性赋》《珍珠囊指掌补遗药性赋》均有"腻粉"而无"水银"。

⑦ 博：古同"博"。

⑧ 侪：当作"济"，形近而误。

⑨ 热：原作"温热"，据《医要集览·药性赋》改。因后面另有"温"篇。

⑩ 腽肭脐（wà nà qí）：原作"腽肚脐"，形近而误，据《医要集览·药性赋》改。腽肭脐，海狗肾之异名。

⑪ 元气：《医要集览·药性赋》作"元阳"。

⑫ 麻黄表汗而医寒嗽：《医要集览·药性赋》作"麻黄表寒而疗咳嗽"。《珍珠囊指掌补遗药性赋》作"麻黄表汗以疗咳逆"。

⑬ 韭子：韭菜子之异名。韭，古同"韭"。

⑭ 治：《医要集览·药性赋》作"逐"。

⑮ 仍去温助精阳之药：《医要集览·药性赋》作"有去湿助精阳之力"。

⑯ 花椒：《医要集览·药性赋》作"川椒"。川椒，花椒之处方名。

芦巴治虚冷之疝气，生侧柏破痂癥而通血①。白术消痰温胃而止吐泻，菖蒲开心散寒冷兼②医耳聋③。丁香快脾胃止④吐逆，良姜治冷气之功冲⑤。肉苁蓉益肾而最妙，吴茱萸疗心气而可爱⑥。胡椒止胃寒之痰吐，硫黄暖胃冷以祛痰虫⑦。又散肾冷益脾胃，须荜澄茄；疗心疼破积聚，用蓬莪术⑧。缩砂止吐泻安胎，化酒食之剂；附子疗虚气⑨翻胃，壮元阳之才⑩。肉豆蔻止冷泻，疗痛⑪止痛于乳香。白⑫豆蔻止吐酸翻胃⑬，消血杀虫于干漆。鹿茸壮精血，腰足崩⑭之均补⑮。虎颈骨理膝疼风毒之用⑯。檀香定心气，

① 生侧柏……而通血：《医要集览·药性赋》《珍珠囊指掌补遗药性赋》均作"生卷柏破癥痕而血通"。按卷柏活血通经，侧柏叶凉血止血，当以卷柏为是。痂癥当作"癥痕"。

② 兼：原作"廉"，形近而误，据文义改。

③ 白术……耳聋：《珍珠囊指掌补遗药性赋》作"白术消痰壅温胃兼止吐泻，菖蒲开心气散冷更治耳聋"，文句对仗，义长。

④ 止：原作"之"，音近而误，据《医要集览·药性赋》改。

⑤ 治冷气之功冲：《医要集览·药性赋》作"止冷痛之攻冲"。《珍珠囊指掌补遗药性赋》作"止心气痛之攻冲"。

⑥ 疗心气而可爱：《医要集览·药性赋》作"疗心血之冷气"。《珍珠囊指掌补遗药性赋》作"疗心腹之冷气"。

⑦ 以祛痰虫：《医要集览·药性赋》作"而祛虫"。

⑧ 蓬莪术：莪术之异名。

⑨ 虚气：《医要集览·药性赋》《珍珠囊指掌补遗药性赋》皆作"虚寒"。

⑩ 才：《医要集览·药性赋》作"助"，《珍珠囊指掌补遗药性赋》作"力"。

⑪ 痛：原作"麈"，据《医要集览·药性赋》改。

⑫ 白：《医要集览·药性赋》作"红"。

⑬ 翻胃：《医要集览·药性赋》无此二字。

⑭ 腰足崩：《医要集览·药性赋》作"腰脊崩漏"。

⑮ 补：此后原衍"痰"字，据《医要集览·药性赋》删。

⑯ 虎颈骨……之用：疑误。《医要集览·药性赋》作"虎胫骨壮筋骨，寒湿毒风之可驱"，《珍珠囊指掌补遗药性赋》作"虎骨壮筋骨，寒湿毒风之并祛"，均通顺，后者字数更与前句对仗。

疗霍①乱之疼痛；鹿角霜②壮精髓，腰足③之疼除④。消肿益血惟米醋，下气散寒须紫苏。白扁豆助脾胃⑤，酒乃行药引经⑥之用。麝香有开毛孔窍之功，葱白有通中发散之奇⑦。观夫灵脂治崩漏，理血气之刺痛；血竭止血⑧，疗金枪⑨之折伤⑩。当归补血而养血。乌贼骨⑪止带下，除崩漏而去翳膜，鹿角胶补虚羸而医房痨⑫。白花蛇治瘫痰⑬，止风痹之疥癞⑭；乌梢蛇疗不仁，去疮疡之风⑮。又曰乌药顺胸膈之冷气⑯，余粮石治痞满崩漏⑰。巴豆利痰水而破积⑱，独活疗诸疮⑲不论久新。山茱萸治头晕遗精，白石

① 霍：原作"藿"，据《医要集览·药性赋》改。

② 鹿角霜：《医要集览·药性赋》《珍珠囊指掌补遗药性赋》皆作"鹿角"。

③ 腰足：《医要集览·药性赋》《珍珠囊指掌补遗药性赋》皆作"腰脊"。

④ 除：原脱，据《医要集览·药性赋》补。《医要集览·药性赋》此二句作"檀香定心气，霍乱之疼减；鹿角壮精髓，腰足之痛除"，文句对仗。

⑤ 胃：《医要集览·药性赋》作"则"字。

⑥ 引经：《医要集览·药性赋》《珍珠囊指掌补遗药性赋》皆作"破血"。

⑦ 麝香……之奇：《医要集览·药性赋》作"麝香开窍，则葱有通中发汗之功"。

⑧ 血：《医要集览·药性赋》后多一"出"字。

⑨ 金枪：《医要集览·药性赋》《珍珠囊指掌补遗药性赋》皆作"金疮"。

⑩ 伤：此后《医要集览·药性赋》有"麋茸壮阳以助肾"，疑脱。

⑪ 乌贼骨：海螵蛸之异名。

⑫ 乌贼骨……房痨：《珍珠囊指掌补遗药性赋》作"乌贼骨止带下且除崩漏目翳，鹿角胶住血崩能补虚羸劳绝"，对仗工整。

⑬ 瘫痰：《医要集览·药性赋》作"瘫痪"。

⑭ 止风痹之疥癞：《医要集览·药性赋》作"除风痒之癞疹"。

⑮ 风：《医要集览·药性赋》《珍珠囊指掌补遗药性赋》皆作"风热"。

⑯ 乌药……之冷气：《医要集览·药性赋》作"川乌药治冷气之理"。

⑰ 余粮石……崩漏：余粮石，禹余粮之异名。《医要集览·药性赋》作"禹余粮疗崩漏之因"。

⑱ 而破积：《医要集览·药性赋》作"能破积结"。

⑲ 诸疮：《医要集览·药性赋》《珍珠囊指掌补遗药性赋》皆作"诸风"。

英医咳嗽之咯血①。是以厚朴温胃去膨而清痰②尤验，肉桂行血疗痛而止汗③如神。知鲫④鱼有温胃之功，代赭石镇肝之剂。沉香能补冷痛，升阴气补肾，定霍乱而壮元阳⑤。橘皮导诸气能去痰逆，亦以开脾助胃。此五十八⑥种药性之热，审而用之，则无不效。

温

温药总括，医家素谙。木香理于气滞，半夏治于风痰。苍术主目盲，燥脾而除湿；萝卜子消膨⑦，而制面尤堪。原夫钟乳粉补肺理气嗽⑧，兼疗肾虚，青盐治腹痛，且滋肾水。山药治腰痛⑨，阿胶医痢嗽。赤石脂治精浊，止渴⑩而补崩中；阳起石暖⑪子宫，壮阳而医⑫阴痿。紫菀治嗽，防风去风。苍耳子透胸中

---

① 山茱萸……之咯血：《医要集览·药性赋》作"山茱萸治头晕遗精之药，白石英医吐脓咳嗽之人"。

② 清痰：《医要集览·药性赋》《珍珠囊指掌补遗药性赋》皆作"消痰"，义长。

③ 汗：原作"污"，形近而误，据《医要集览·药性赋》改。

④ 鲫：原作"鲗"，形近而误，据《医要集览·药性赋》改。

⑤ 沉香……壮元阳：《医要集览·药性赋》作"沉香下气能补肾，定霍乱之心疼"，《珍珠囊指掌补遗药性赋》作"沉香下气补肾，定霍乱之心疼"。

⑥ 五十八：据统计，当作"五十九"。《医要集览·药性赋》《珍珠囊指掌补遗药性赋》皆作"六十"，较本书多麋茸。

⑦ 萝卜子消膨：《医要集览·药性赋》作"萝卜消膨胀"。

⑧ 理气嗽：《医要集览·药性赋》作"气"。

⑨ 山药治腰痛：《医要集览》作"山药而腰湿能治"，《珍珠囊指掌补遗药性赋》作"山药而肺湿能医"。

⑩ 渴：《医要集览·药性赋》作"泻"，义长。

⑪ 暖：原作"徸"，据《医要集览·药性赋》改。

⑫ 医：后原衍"易"字，据文义删。《医要集览·药性赋》作"更医"。

止风^①，威灵仙治风气^②。细辛祛头风，嗽止而疗齿鼻^③；艾叶安胎^④而医痢红。羌活明目驱风，除筋挛而治肿病；香白芷止崩漏，清头目而疗疮痈。盖曰红花通经，治胸^⑤中恶血之疼；刘寄奴破血，疗汤火金疮之用^⑥。减^⑦风湿之痛，必须^⑧茵芋^⑨叶；疗打^⑩伤之证，则骨碎补。藿香逼^⑪恶气而定霍乱，草果仁温脾胃而止呕吐。巴戟治阴疝而补肾^⑫尤资，延胡索理血气^⑬而调经。款冬花润肺，去痰嗽而定喘促^⑭。抚芎^⑮定^⑯经络之疼痛，何首乌疗疮疥之资。姜黄能下气而破恶血，防己消肿痛而除风湿。藁本除风，主妇人阴疼之肿；仙茅益肾，补男子阳弱之衰。破

---

① 苍耳子透胸中止风：《医要集览·药性赋》"苍耳子透脑涕止"。
② 威灵仙治风气：《医要集览·药性赋》"威灵仙宣风气通"。
③ 疗齿鼻：《医要集览·药性赋》作"疗齿痛"
④ 安胎：《医要集览·药性赋》作"治崩漏暖宫"，则与上句对仗。
⑤ 胸：《医要集览·药性赋》作"腹"。
⑥ 用：《医要集览·药性赋》作"苦"，义长。
⑦ 减：《医要集览·药性赋》作"除"。
⑧ 必须：《医要集览·药性赋》作"则"。
⑨ 芋：原作"苧"，形近而误，据《医要集览·药性赋》改。
⑩ 打：《医要集览·药性赋》作"折"。
⑪ 逼：《医要集览·药性赋》作"叶辟"，义长且对仗。
⑫ 补肾：原作"补医"，据《医要集览·药性赋》改。
⑬ 理血气：《医要集览·药性赋》作"理气痛血凝"。
⑭ 促：此字后，《医要集览·药性赋》有"白豆蔻宽膈，止胃翻而助脾"，然本书"热"药中已有白豆蔻；《珍珠囊指掌补遗药性赋》有"肉豆蔻温中，止霍乱而助脾"，肖校本补入该句，以足段末所言54种之数。
⑮ 抚芎：川芎之异名。
⑯ 定：《医要集览·药性赋》作"走"。

故纸^①温胃^②，补精髓之易^③；宣木瓜清肝，疗脚气而阴水^④。杏仁温大便^⑤，止嗽之剂；茴香治疝气，肾痛之用。诃^⑥子生津止嗽而疗滑泄^⑦，秦艽逐水祛风，除肢节之痛。槟榔止^⑧痰而逐水，杀寸白虫；杜仲益肾添精，而去腰膝之肿^⑨。又当^⑩紫石英疗经血补崩中之疾^⑪，橘核仁治腰疼疝气之先^⑫。金樱子涩遗精白浊，紫苏子下气而化痰涎。淡豆豉散伤寒之表邪，大小蓟治诸血之止定^⑬。益智仁安神，治小便频数；麻仁润胃^⑭，利大便之秘坚。抑又闻补虚弱疗疮脓，莫若黄芪；壮腰脚强筋骨，无如狗脊。菟丝子补肾而明目，马蔺花治疝气而有益。此五十四^⑮种药性之温，详其大略，更宜熟识。

---

① 破故纸：补骨脂之异名。

② 温胃：《医要集览·药性赋》作"温肾"，义长。

③ 之易：《医要集览·药性赋》作"与劳伤"。

④ 宣木瓜……而阴水：《医要集览·药性赋》作"宣木瓜入肝，疗脚气并水肿"。

⑤ 温大便：《医要集览·药性赋》作"调便秘"。《珍珠囊指掌补遗药性赋》作"润肺气"。

⑥ 诃：原作"柯"，形近而误，据《医要集览·药性赋》改。下同。

⑦ 诃子……滑泄：《医要集览·药性赋》作"诃子生津止嗽，疗滑泄之痾"，则与下一句对仗。

⑧ 止：《医要集览·药性赋》作"豁"。

⑨ 肿：《医要集览·药性赋》《珍珠囊指掌补遗药性赋》均作"重"。此二句，《珍珠囊指掌补遗药性赋》作"槟榔豁痰而逐水，杀寸白虫；杜仲益肾而添精，去腰膝之重"，对仗较工。

⑩ 又当：《医要集览·药性赋》作"当知"，于义为胜。

⑪ 紫石英……之疾：《医要集览·药性赋》作"紫石英疗惊悸崩中之疾"。

⑫ 先：《医要集览·药性赋》作"瘨"。瘨［diān］，灾害，此指疾病。

⑬ 止定：《医要集览·药性赋》作"鲜"字。

⑭ 润胃：《医要集览·药性赋》作"润肺"。

⑮ 五十四：本段实际统计为53种。

平和

论详药品，平和性存。以硇砂[①]而去积，用龙齿以安魂。橘皮快膈消膨，和脾之剂[②]；莲子益精清浊，补肾之原[③]。木贼草去目翳之用，花蕊石疗金疮止血之功。决明子和肝，治眼疾之剂；天麻治风痹，乃祛风之药。甘草和诸药，能解百毒。石斛平胃气、补肾虚，能医脚弱。观夫商陆治水肿，覆盆子益精气。琥珀安神而散血，朱砂镇心而有灵[④]。龙骨止汗而医血崩[⑤]，人参润肺而开脾助胃。蒲黄止崩治衄，而消瘀血以调经。南星醒脾，祛惊之痰吐[⑥]。三棱破积，消瘀血气膨之证。没石[⑦]止泄泻之困危，皂角治风疾之疝病[⑧]。桑螵蛸涩遗精而疗梦泄，乌头治风膛之壅[⑨]。蛤蚧[⑩]治痨瘵嗽而得，且全蝎治风瘫[⑪]而可用。

① 硇（náo）砂：为氯化物类卤砂族矿物卤砂（硇砂）的晶体或人工制成品。

② 橘皮……之剂：《医要集览·药性赋》无橘皮而有青皮，此句作"青皮快膈除膨胀，利脾之剂"。

③ 莲子……之原：《医要集览·药性赋》无莲子而有芡实，此句作"芡实益精治白浊，补肾之能"。

④ 灵：此后《医要集览·药性赋》有"牛膝补精强足兼疗脚痛"。

⑤ 崩：此后《医要集览·药性赋》有"草薢逐骨节之寒湿，蒺藜治风疮而目明"。

⑥ 南星……痰吐：《医要集览·药性赋》作"岂不以南星醒脾，去惊风痰吐之忧"。

⑦ 没石：原作"没药"，据《医要集览·药性赋》改。后文另有没药。

⑧ 皂角……疝病：《医要集览·药性赋》作"皂角治风痰之恶病"。

⑨ 乌头……之壅：《医要集览·药性赋》作"鸭头血医风肿之盛"，《珍珠囊指掌补遗药性赋》作"鸭头血医水肿之盛"。按乌头不当列为平和之药。

⑩ 蚧：原作"粉"，据《医要集览·药性赋》《珍珠囊指掌补遗药性赋》改。按蛤粉咸寒，清热化痰、利湿软坚；蛤蚧咸平，补肺益肾、纳气定喘、助阳益精，当以后者为是。

⑪ 瘫：原作"壅"，据《医要集览·药性赋》改。

牛蒡子瘵①风壅之病②，酸枣仁治③怔忪④之痰⑤。桑寄生安胎益血，能止腰痛。大腹子⑥去膨之⑦气，亦能和胃。小草⑧远志亦有宁心之妙理，木通猪苓极有利水之功多。莲肉醒脾清心之妙用。没药定痛，亦能散血。郁李仁利水，去浮肿之疾。茯神定心，除惊悸之阿⑨。白茯苓补虚劳，心脾之用。赤茯苓破热结⑩，利水道以无过。固知麦芽有助脾之功，小麦有收汗养心之力。白附子治面风之游走，大腹皮去水肿之结涩⑪。椿⑫根白皮而疗泻血，桑根白皮而疗喘息。神曲助脾胃而最良，桃仁破血而无敌。五加皮坚筋骨而定⑬行，柏子仁养心脾而有益。安息香辟⑭恶而止心腹之疼，冬瓜仁醒脾而为饮食之资。僵蚕治风之喉

---

① 瘵：《医要集览·药性赋》作"疗"，《珍珠囊指掌补遗药性赋》作"疏"。
② 病：《医要集览·药性赋》《珍珠囊指掌补遗药性赋》作"痰"。
③ 治：《医要集览·药性赋》《珍珠囊指掌补遗药性赋》作"去"。
④ 忪：《医要集览·药性赋》《珍珠囊指掌补遗药性赋》作"忡"。
⑤ 痰：《医要集览·药性赋》《珍珠囊指掌补遗药性赋》作"病"。
⑥ 大腹子：槟榔之异名。
⑦ 之：《医要集览·药性赋》《珍珠囊指掌补遗药性赋》作"下"。
⑧ 小草：为远志科植物远志和西伯利亚远志的全草，远志则取远志科植物远志和西伯利亚远志的根。
⑨ 阿：《医要集览·药性赋》作"疴"。
⑩ 破热结：《医要集览·药性赋》作"破结气"。
⑪ 结涩：《医要集览·药性赋》《珍珠囊指掌补遗药性赋》作"泛溢"，义长。
⑫ 椿：原作"槁柏"，据《医要集览·药性赋》《珍珠囊指掌补遗药性赋》改。肖校本释作"乌柏"。按《本草纲目》载"乌柏根，性沉而降，利水通肠，功胜大戟"，与本条"疗泻血"似不合。而椿根皮功为涩肠止泻、止带、止血。
⑬ 定：《医要集览·药性赋》《珍珠囊指掌补遗药性赋》作"立"。
⑭ 辟：原作"逼"，据《医要集览·药性赋》改。

闭①，百合止疗肺痨之嗽痿。赤小豆解疮肿而可宜，枇杷叶下气吐而中用②。连翘排脓，能消肿毒。石楠③叶疗脚气，以除拘挛。谷蘖④养脾之用，河车补益⑤以当施。阿魏除脾之积气⑥，大枣入药以开脾宣不和。鳖甲主症瘕，治痨疟之用也。龟甲坚筋骨，治崩漏之疾。乌梅止便血，疟痢之用；竹沥⑦治中风，声音之失。此六十五⑧种之和平，参本草疗病之可治。

玄理秘序⑨

夫脉者，天真委和之气也。晋王叔和以浮芤滑实弦⑩紧洪为七表也，微沉缓涩迟伏濡弱为八里⑪也，定人之阴阳，以决死生，而文理甚繁，后学卒不能解而知。道⑫非言可传，非图

① 闭：原作"開"（开），繁体"開"形近而讹，据《医要集览·药性赋》改。

② 下气吐而中用：《医要集览·药性赋》《珍珠囊指掌补遗药性赋》作"下逆气哕呕可医"。

③ 楠：原作"榴"，据《医要集览·药性赋》改。石榴叶功效为收敛止泻，解毒杀虫，无疗脚气拘挛之功。石楠按《名医别录》载"疗脚弱"。

④ 蘖（niè）：原作"蘗"，据《医要集览·药性赋》改。谷蘖，谷芽之异名。

⑤ 益：《医要集览·药性赋》《珍珠囊指掌补遗药性赋》作"血"。

⑥ 阿魏……积气：《医要集览·药性赋》作"阿魏除邪气而破积"。

⑦ 沥：原作"疬"，形近而误，据《医要集览·药性赋》改。

⑧ 六十五：统计本段药数正好65种。《医要集览·药性赋》作"六十六"，《珍珠囊指掌补遗药性赋》作"六十八"。

⑨ 玄理秘序：此节据宋代刘开《脉诀理玄秘要》所录《脉旨纲领》，有所增补。

⑩ 弦：原作"弘"，形近而误，据《脉诀理玄秘要》改。

⑪ 里：原作"表"，据《脉诀理玄秘要》改。

⑫ 道：《脉诀理玄秘要》作"持脉之道"。

可状^①，在人^②心会而已矣。今将先师^③面命心传，撮其枢要。但以浮沉迟数四脉为祖^④，风气冷热为主^⑤。且如浮而有力为风，浮而无力为虚^⑥。沉而无力者为气。迟而有力者为痛，迟而无力者为冷。数而有力者为热，数而无力者为疮也。更看三部之中，何部得之。如寸部属上焦，头面胸膈^⑦之病。关部属^⑧中焦，肚腹胃之痛^⑨。尺部属下焦，小腹^⑩腰足之病。更看五脏之中，何脏得之。六腑亦然。后之学者又当以意精通，潜心思误。趣庵^⑪订记：或有舍^⑫脉而从证用药者，或有舍证而从脉用药者，或有一分证二分脉用药者，或有一分脉二分证用药者。仕宦贵人，脉证两用，东垣方法；农夫平民，舍脉从证而用，仲景方法；疮疡，用刘河间方法。庶不失其源流。

---

① 状：原作"伏"，形近而讹，据《脉诀理玄秘要》改。
② 人：《脉诀理玄秘要》作"乎手按"。
③ 先师：《脉诀理玄秘要》后有"崔紫虚先生"5字。崔紫虚指南宋道士、医学家崔嘉彦，字希范，号紫虚道人。
④ 祖：《脉诀理玄秘要》作"宗"。
⑤ 主：《脉诀理玄秘要》作"生病之源"，此后尚有"以有力无力定虚实"，疑脱。
⑥ 虚：此后《脉诀理玄秘要》有"沉而有力为积"，疑脱。
⑦ 胸膈：《脉诀理玄秘要》作"心胸"。
⑧ 属：原脱，据《脉诀理玄秘要》补。
⑨ 肚腹胃之痛：《脉诀理玄秘要》作"腹肚之病"。
⑩ 小腹：《脉诀理玄秘要》无。
⑪ 趣庵：其人未详。
⑫ 舍：原作"拾"，形近而讹，从文义改。

六陈

枳壳陈皮并半夏，茱萸[①]狼毒及麻黄。六般之药宜陈久，入药[②]方知功效良。

十八反

本草明言十八反，逐一从头说与君。人参芍药与沙参，细辛玄参及紫参。苦参丹参并前药，一见藜芦便杀人。白及白蔹并半夏，瓜蒌贝母五般真，莫见乌头与乌喙[③]，逢之一反疾如神。大戟芫花并海藻，甘遂以上反甘草。若还吐蛊用翻肠，寻常犯之都不好。蜜蜡[④]莫与葱相睹，石决明休见云母。藜芦莫使酒来侵，人若犯之都是苦[⑤]。

十九畏

硫黄元是火之精，朴硝一见便相争。水银莫与砒霜[⑥]见，狼毒大怕密陀僧。巴豆性烈最为上，便与牵牛不顺情。丁香莫与郁金见，牙硝难合京三棱。川乌草乌不顺犀，人参又忌五灵脂。官桂善能调冷气，石脂相见便跷蹊[⑦]。大凡修合看逆顺，炮

---

① 茱萸：指吴茱萸。《唐本草》载："麻黄、陈皮、吴茱萸、半夏、枳实（枳壳），此应陈久也。"

② 药：《先醒斋医学广笔记》作"用"。

③ 乌喙：喙，原作"啄"，形近而误，据《先醒斋医学广笔记》改。乌喙，附子之异名。

④ 蜡（là）：同"蜡"。

⑤ 苦：原脱，据《炮炙大法》及批注补。

⑥ 霜：《医学六要》作"相"。

⑦ 跷蹊：本指奇怪，可疑，此处引申为对身体有害。

燀炙煿^①要精微。

妊娠服禁

蚖^②班^③水蛭及虻虫，乌头附子配天雄。野葛^④水银并巴豆，牛膝^⑤薏苡与蜈蚣。三棱代赭芫花射^⑥，大戟蛇退^⑦黄雌雄。牙硝芒硝牡丹桂，槐花牵牛皂角同。半夏南星与通草，瞿麦干姜桃仁通。硇砂干漆蟹甲爪，地胆茅根都不中^⑧。

引经药报使

小肠膀胱属太阳，藁本羌活是本乡。三焦胆与肝包络，少阳厥阴柴胡强。太阳阳明并足胃，葛根白芷升麻当。太阴肺脉中焦起，白芷升麻葱白乡。脾经少与肺部异，升麻兼之白芍详。少阴心经独活主，肾经独活加桂良。通经用此药为使，岂能有^⑨病到高^⑩肓。

---

① 炮燀（làn）炙煿（bó）：泛指药材的加工处理。

② 蚖（yuán）：指蚖青，为芫青之异名，又名地胆。

③ 班：指斑蝥，又名班蝥。

④ 野葛：《医学六要》同。《先醒斋医学广笔记》作"葛根"。

⑤ 膝：原作"胅"，形近而误。据《医学六要》《先醒斋医学广笔记》改。胅［dàn］，做好的肉，鲜闻妊妇忌牛肉之说。

⑥ 射：《医学六要》作"麝"。射，通"麝"。

⑦ 退：《医学六要》作"蜕"。退，通"蜕"。

⑧ 不中：后有批注云"莫得好"，应为解释"不中"字义。

⑨ 能有：《医学六要》作"有何"。

⑩ 高：《医学六要》作"膏"。高，通"膏"。

卷之二

长沙张仲景先生伤寒方法

启蒙

今谓初学之医，先熟药性，次明经络，再识病名，然后讲解脉理，以证其所生病。证脉相同，药无不应。病家①云发热②恶寒，头顶痛，腰脊强，则知病在太阳经也。身热，目痛，鼻干，不得眠③，则知病在阳明经也。胸胁痛，耳聋，口苦舌干，往来寒热而呕，则知病在少阳经也。腹满咽干，手足自温，或自利不渴，或腹满时痛，则知病在太阴经也。引衣蜷卧，恶寒，或舌干口燥，则知病在少阴经也。烦满囊④缩，则知病在厥阴经也。潮热自汗，谵语发渴，不恶寒，反恶热，揭去衣被，扬手掷足，或发斑黄，狂乱，五六日不大便，则知病在正阳明，胃府⑤病也。设若脉证不明，误用麻黄⑥，令人汗多亡阳；误用

---

① 家：原作"字"，据《伤寒六书·伤寒一提金卷之四·一提金启蒙》改。

② 热：原作"熟"，形近而误，据《伤寒六书·伤寒一提金卷之四·一提金启蒙》改。

③ 得眠：原作"眠得"，据《伤寒六书·伤寒一提金卷之四·一提金启蒙》乙转。

④ 囊：原作"裳"，形近而误，据《伤寒六书·伤寒一提金卷之四·一提金启蒙》改。

⑤ 府：通"腑"。下同。

⑥ 用麻黄：原作"麻黄附"，据《伤寒六书·伤寒一提金卷之四·一提金启蒙》改。

承气，令人大便不禁；误用姜、附，令人失血发狂。正为寒凉耗其胃气，辛热损其汗液，燥热助其邪热。庸医杀人，莫此为甚。

伤寒之邪，实无定体。或入阳经气分，则太阳为首，其脉必浮，轻手便得。或入阴经血分，则少阴为先，其脉必沉，重手方得。浮而有力无力，是知表之虚实。沉而有力无力，是知里之虚①热。中而有力无力，是知表里缓急。脉有沉浮虚实，证乃传变不常。治人之法，先分表里、寒热、阴阳、虚实、标本。先病为本，次病为标。先以治其急者，此为上工。问证以知其外，察脉以知其内外②，全③在活法二字，不可拘于日数。但见太阳证在，直攻太阳。但见少阴症④在，直攻少阴。但见其寒⑤，直救真寒。但见三症具⑥，便作主张，不必悉具，当知何处治⑦，此为活法。若同而异者，明之；似是而非者，辨之。在表者，汗之散之；在里者，下之利之。在上者，因而越之；下陷者，升而举之；从乎中者，和解之；直中阴经者，温补之。若解表不开，不可攻里，日数虽多，但有表证而脉浮者，尚宜发散。此事不明，攻之为逆⑧。

经云：一逆尚引日，再逆促命期。若表证解而里证误者，

---

① 虚：《伤寒六书·伤寒一提金卷之四·一提金启蒙》作"寒"，义长。
② 外：疑衍，《伤寒六书·伤寒一提金卷之四·一提金启蒙》无此字。
③ 全：原作"仝"，形近而讹，据《伤寒六书·伤寒一提金卷之四·一提金启蒙》改。
④ 症：通"证"，证候。下同。
⑤ 其寒：《伤寒六书·伤寒一提金卷之四·一提金启蒙》作"真寒"，义长。
⑥ 具：原作"其"，据《伤寒六书·伤寒一提金卷之四·一提金启蒙》改。
⑦ 治：原作"活"，据《伤寒六书·伤寒一提金卷之四·一提金启蒙》改。
⑧ 逆：误治。

不可攻表。日数虽少，但有里热证而脉弦①实者，急当下之。此事不明，祸如反掌。经云，邪热未除，复加燥热，抱薪积火矣。如直中阴经真寒证，然无热，恶寒，不渴，急宜温补，切②禁寒凉之药。此事不明，杀人甚速。经云，非徒无益，而反害之。阴证似阳者，温之；阳证似阴者，下之。阳毒者，分轻重下之；阴毒者，分缓急温之。阳狂者，下之；阴厥者，温之。温③热发黄者，利之下之；血证发黄者，清④之下之。发斑者，清之下之；谵语者，下之温之。病⑤满者，消之泻之；结胸⑥者，解之下之。太阳证似少阴者，温之；少阴似太阳者，汗之。衄血者，解之止之；发喘者，汗之下之。咳嗽者，利之解之。正伤寒⑦者，大汗之，大下之；感寒⑧暴寒者，微汗之，微下⑨之。劳力感寒者，温散之。温极病者，微解之，大下之。此经常之大法也。有病一经，以⑩用热药，而又用寒药。如少阴证用白虎汤、四逆散寒药者，少阴证用四逆汤、真武汤热药

---

① 弦：《伤寒六书·伤寒一提金卷之四·一提金启蒙》作"沉"。

② 切：原作"功"，形近而误，据《伤寒六书·伤寒一提金卷之四·一提金启蒙》改。

③ 温：《伤寒六书·伤寒一提金卷之四·一提金启蒙》作"湿"。

④ 清：原作"渍"，据《伤寒六书·伤寒一提金卷之四·一提金启蒙》改。

⑤ 病：《伤寒六书·伤寒一提金卷之四·一提金启蒙》作"痞"，义长。

⑥ 胸：《伤寒六书·伤寒一提金卷之四·一提金启蒙》作"胸"，义长。

⑦ 正伤寒：冬令感受寒邪而即发的疾患。《伤寒全生集》卷一："夫伤寒者，自霜降后至春分前，天令严寒，水冰地冻而成杀厉之气，人触犯之，即时病者，为正伤寒。"下同。

⑧ 寒：《伤寒六书·伤寒一提金卷之四·一提金启蒙》作"冒"。

⑨ 下：原作"不"，形近而误，据《伤寒六书·伤寒一提金卷之四·一提金启蒙》改。

⑩ 以：《伤寒六书·伤寒一提金卷之四·一提金启蒙》作"已"，义长。

者，庸俗狐疑，讵^①能措手哉！呜呼！能察伤寒之证名，而得伤寒之方脉。如此亲切，乃为良医。

是知寒药治少阴，乃传经热证也。是知^②热药治少阴，乃直中阴经之寒症也。辨明^③定经，明脉识症，验证用药。真知在表而汗，真知在里而下，真知直中阴经而温。如此而汗，如彼而下，又如彼而温。辛热之剂，投之不差，寒凉之药，用之必当，病奚逃乎？

须分轻重缓急，老少虚实，久病新发，妇人胎产，室女经水。大凡有胎产而伤寒者，不与男子伤寒同治法。无胎产者，治相同。妇女经水适断、适来，寒热似疟者，即是热入血室，但当和解表里。久^④病者，过经不解，坏证也。新发者，始病也。老者，血气衰；少者，血气壮。缓者，病之轻；急者，病之重。寒药热服，热药凉服，其中和之剂，温而服之。战汗分为四证，要知邪正盛衰。类伤寒四证，照常法例^⑤治之。虽云^⑥发蒙，实登仲景之阶梯也。余虽专伤寒科，必出乎庸俗夸诞^⑦之医万万。且余一生所蓄肺腑家秘，语句方法，俱已备载发挥。

---

① 讵：原作"詎"，形近而误，据《伤寒六书·伤寒一提金卷之四·一提金启蒙》改。

② 知：原作"如"，据《伤寒六书·伤寒一提金卷之四·一提金启蒙》改。

③ 辨明：《伤寒六书·伤寒一提金卷之四·一提金启蒙》作"辩名"。

④ 久：原作"九"，音近而误，据《伤寒六书·伤寒一提金卷之四·一提金启蒙》改。

⑤ 例：《伤寒六书·伤寒一提金卷之四·一提金启蒙》作"则"。

⑥ 云：原作"玄"，据《伤寒六书·伤寒一提金卷之四·一提金启蒙》改。

⑦ 诞：原作"誔"，形近而误，据《伤寒六书·伤寒一提金卷之四·一提金启蒙》改。

窥我门墙者，虽有多人，然片言不繁之要，不得再四经自^①讲明，故述启蒙、捷法、脉要、贯珠数^②，一一开注，明白所示。雷先^③自宜谨慎深密，勿授^④受于非人，毋轻泄于浇薄，莫负我之用心耳。

论伤寒见证识病

伤寒之病，从表入里，里^⑤必达外。见证之由，所属必相审治^⑥，庶无误也。且如头病项强者，太阳证也。头摇者，里病也。头汗者，里有瘀血，必发黄也。面戴阳^⑦者，下虚也。面惨不光，伤寒也；面光不惨，伤风也。面上乍黑乍白，唇口生疮，狐惑也。面如锦纹^⑧者，阳毒也。口难言，血少也。舌上有白胎、黄胎，内热也。或黑者，热极也。鼻燥，漱水不下，

---

① 再四经自：原作"内经自目"，据《伤寒六书·伤寒一提金卷之四·一提金启蒙》改。

② 启蒙、捷法、脉要、贯珠数：为《伤寒六书》卷四之目录。

③ 雷先：疑当作"当先"，当（当）、雷形近而讹。《伤寒六书·伤寒一提金卷之四·一提金启蒙》无此二字。

④ 授：原作"援"，据《伤寒六书·伤寒一提金卷之四·一提金启蒙》改。

⑤ 里：原作"匕"，当为重文符之讹。据《伤寒六书·伤寒证脉药截江网卷之五·论伤寒见证识病法》改。

⑥ 审治：原作用"卬惠"，据《伤寒六书·伤寒证脉药截江网卷之五·论伤寒见证识病法》改。

⑦ 戴阳：指以面颧色淡红如妆，游移不定为特征，下真寒而上假热的危重证候。

⑧ 锦纹：纹，原作"绞"，形近而误，据《伤寒六书·伤寒证脉药截江网卷之五·论伤寒见证识病法》改。锦纹，彩色的花纹，指面部有红血丝。

或目瞑①，溺血也。目睛黄，小肠热也。惔懊②者，胃虚也。喜恶如狂，畜③血也。肉瞤筋惕，汗下虚也。身如被杖，阴毒也。一身尽痛，多眠，或微肿难转者，风湿④也。身目俱黄，湿热疸病也。身如虫行，表虚也。背恶寒，阴胜寒也。不眠，因汗下⑤多而神虚也。坐⑥而伏者，气短⑦也。下⑧利清谷，内寒也。咽中生疮，上实下虚也。舌生刺热⑨，热盛也。利者，热盛也。又⑩手冒⑪心，因汗多而血虚也。腹满，手足温者，邪入太阴也。舌卷囊缩，邪入厥阴也。

---

① 目瞑：原作"自瞑"，据《伤寒证脉药截江网卷之五·论伤寒见证识病法》改。

② 懊：原作"愦"，据《伤寒证脉药截江网卷之五·论伤寒见证识病法》改。惔懊即懊惔［ào náo］，烦闷。

③ 畜：通"蓄"。下同。

④ 湿：原作"温"，据《伤寒六书·伤寒证脉药截江网卷之五·论伤寒见证识病法》改。下句"湿热疸病"同。

⑤ 下：原作"不"，据《伤寒六书·伤寒证脉药截江网卷之五·论伤寒见证识病法》改。

⑥ 坐：原作"生"，据《伤寒六书·伤寒证脉药截江网卷之五·论伤寒见证识病法》改。

⑦ 气短：《伤寒六书·伤寒证脉药截江网卷之五·论伤寒见证识病法》作"短气"。

⑧ 下：原作"不"，据《伤寒六书·伤寒证脉药截江网卷之五·论伤寒见证识病法》改。

⑨ 舌生刺热：《伤寒六书·伤寒证脉药截江网卷之五·论伤寒见证识病法》作"舌上生刺"。

⑩ 又：原作"久"，形近而误，据《伤寒六书·伤寒证脉药截江网卷之五·论伤寒见证识病法》改。

⑪ 冒：原作"胃"，形近而误，据《伤寒六书·伤寒证脉药截江网卷之五·论伤寒见证识病法》改。

足太阳膀胱经图

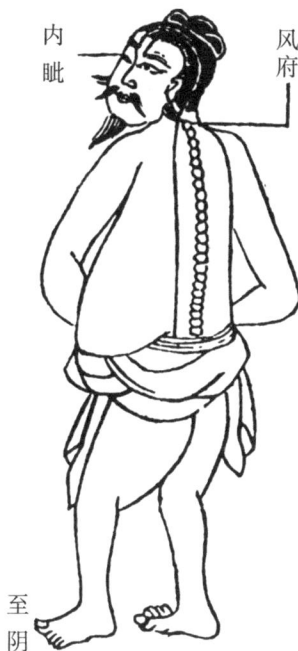

内眦

风府

至阴

足太阳膀胱经，为诸阳之首，故多传变，为①病为先也。其脉起于目内眦，从头下后项，连风府，行身之背，终于足也。故其证头疼项强，腰痛骨节疼也。经曰：太阳头痛，脉浮，项背强而恶寒。若发热，汗出，恶风，脉浮缓者，为中②风。若脉阴阳俱紧，头痛，恶寒，呕逆，身疼，或已发热，或未热者，名曰伤寒。宜发汗，不可辄下之。表邪乘虚内陷，传变不可胜数。又不可利小便，利之则引热入里，其害不浅者。本病烦热，小便不利者，乃利之，则不为禁也。如小便自利如常，则不可

① 为：《古今医鉴》卷三《六经证治》作"受"。
② 中：《古今医鉴》卷三《六经证治》作"伤"。

利也。凡有汗，不得再发汗。汗多，不得利小便。有汗，不得服麻黄。无汗，不得服桂枝也。

太阳经见证法

头项[①]痛，腰脊强，发热、恶寒、恶心，是足太阳膀胱经受证。假如先起恶寒者，本病；已后发热者，标病。若有一毫头痛、恶寒、身热，不拘日数多少，便宜发散，自然热[②]退身凉，有何变证？

辨证法

表虚[③]自汗者，为风伤卫气，宜实表。

表实无汗者，为寒伤荣血，宜发表。

诊脉法

脉浮紧有力，为伤寒。

脉浮缓无力，为伤风。

用药法

冬月正伤寒，用升麻发表汤，即加减麻黄汤。

冬月伤风，用疏邪实表汤，即加减桂枝汤。

---

① 头项：原作"头顶"，据《伤寒六书·伤寒一提金卷之四·一提金六经证治捷法》改。

② 热：此后原衍"匕"字，据《伤寒六书·伤寒一提金卷之四·一提金六经证治捷法》删。

③ 虚：原作"里"，据《伤寒六书·伤寒一提金卷之四·一提金六经证治捷法》改。

春月①无汗，用羌活冲和汤发表；有汗，用加减冲和汤实表②。

足阳明胃经图

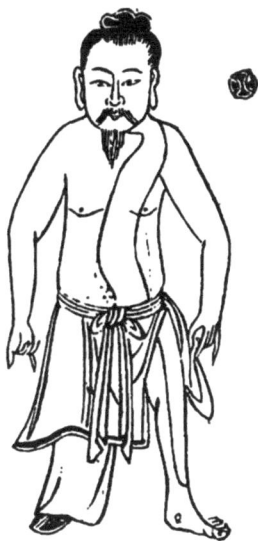

足阳明胃经，乃两阳合明于前也。一曰府者，居中土也，万物所归也。其脉起于鼻颊③，上④头额，络⑤于目，循于面，行身之前，终于足也。经曰：伤寒三日，阳明脉大。又曰：尺寸脉俱长者，阳明受病也。其症额病⑥、目疼、鼻干、身热、不

---

① 春月：《伤寒六书·伤寒一提金卷之四·一提金六经证治捷法》作"春秋"。

② 实表：此后《伤寒六书·伤寒一提金卷之四·一提金六经证治捷法》尚有"夏月无汗，用神术汤；有汗，用加减冲和汤"。

③ 颊：原作"额"，据《古今医鉴》卷三《六经证治》改。

④ 上：原作"生"，据《古今医鉴》卷三《六经证治》改。

⑤ 络：原作"终"，据《古今医鉴》卷三《六经证治》改。

⑥ 额病：《古今医鉴》卷三《六经证治》作"头额痛"。

得卧，乃标病也。若本病，则身热、汗出而恶热也。本实则潮热、大便①不行也。在标者，当解肌②；在本者，宜平热。本实者，可不大③。阳明有三④：一曰太阳阳明，大便难者，小承气汤主之；二曰正阳阳明，胃家实也，大承汤下之；三曰少阳阳明，胸中燥者，不大便者，大柴胡汤下之。

阳明经见证法

目痛，鼻干，不眠，微恶寒，是足阳明胃经受证。假如先起目痛，恶实⑤，身热者，阳明经本病。已后潮热自汗，谵⑥语发渴，大便实者，正阳明⑦胃府标病。夫本宜解⑧肌，标宜⑨急下，以看消息用之。

辨证法

目痛，鼻干，微恶寒，身热，病在经。经络也⑩。

潮热，自汗，谵语，发渴，便实，不恶寒，病在府。

---

① 便：原用"病"，据《古今医鉴》卷三《六经证治》改。

② 肌：原作"饥"，据《古今医鉴》卷三《六经证治》改。

③ 不大：疑作"下之"。《古今医鉴》卷三《六经证治》作"下"。

④ 三：原作"一"，据《古今医鉴》卷三《六经证治》改。

⑤ 恶实：《伤寒六书·伤寒一提金卷之四·一提金六经证治捷法》作"恶寒"。

⑥ 谵：原作"膽"，据《伤寒六书·伤寒一提金卷之四·一提金六经证治捷法》改。

⑦ 明：原脱，据《伤寒六书·伤寒一提金卷之四·一提金六经证治捷法》补。

⑧ 解：原作"详"，据《伤寒六书·伤寒一提金卷之四·一提金六经证治捷法》改。

⑨ 宜：原作"且"，据《伤寒全生集·卷之一·足阳明经见证治例第三十三》改。

⑩ 经络也：《伤寒六书·伤寒一提金卷之四·一提金六经证治捷法》无。

辨①脉法

脉见微浮②，为经病。

脉见沉数，为府病。

用药法

微恶寒，自然目眶痛，鼻干，不眠者，用柴葛解肌汤，即加减葛根解肌汤。渴而有汗不解者，如神白虎汤，即加减白虎汤。

潮热，自汗，谵③语，发渴，揭去衣被，扬手掷足，斑黄，狂乱，不恶寒反怕热，大便实者，轻则大柴胡汤，重则三乙承气汤④，选用俱在秘方六乙顺气汤⑤内加减治之。

---

① 辨：《伤寒六书·伤寒一提金卷之四·一提金六经证治捷法》作"诊"。

② 浮：《伤寒六书·伤寒一提金卷之四·一提金六经证治捷法》作"洪"。

③ 谵：原作"谵"，据《伤寒六书·伤寒一提金卷之四·一提金六经证治捷法》改。下同。

④ 三乙承气汤：《伤寒六书·伤寒一提金卷之四·一提金六经证治捷法》作"三承气"。按三乙承气汤即三一承气汤，出自金代刘完素《宣明论方》，方由大黄、芒硝、枳实、厚朴、甘草、生姜组成。如"三承气"则指《伤寒论》中的大承气汤、小承气汤和桃核承气汤。

⑤ 六乙顺气汤：见陶华《伤寒六书·杀车槌法·秘用三十七方就注三十七槌法》，药物组成有大黄、枳实、黄芩、厚朴、甘草、柴胡、芒硝、芍药，陶氏称该方为"以代大承气、小承气、调胃承气、大柴胡、三乙承气汤、大陷胸等汤之神药也"，列有多种加减法。

足少阳胆经图

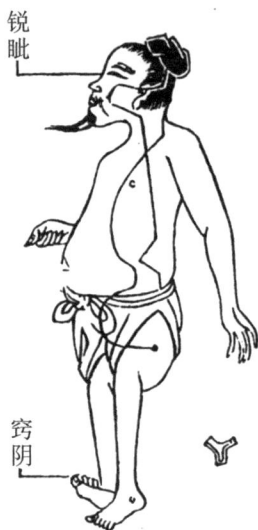

锐眦

窍阴

　　足少阳胆经，其脉起于目锐眦①，上头角，络耳中，循胸胁，行身之侧，终至足也。前有阳明，后有太阳，居于二阳之中，所以主半表半里也。经曰：尺寸俱弦者，少阳受病也。其病头痛，目眩，口苦，胸满，耳聋，胁②痛也。或心③烦喜呕，或胸烦闷而不呕，或心下痞硬④，或寒热⑤往来，或发热，寅申时尤甚，或身微热者，皆少阳也。凡治有三禁，不可发汗，不

---

① 眦：原作"眥"，形近而误，据《古今医鉴》卷三《六经证治》改。
② 胁：原字似为"胸"，墨笔批注在原字上改为"胁"字，可从。《古今医鉴》卷三《六经证治》本句作"其证头痛目眩，口苦耳聋，胸胁满痛也"。
③ 心：原作"必"，据《古今医鉴》卷三《六经证治》改。
④ 硬：原作"鞭"，形近而误，据《古今医鉴》卷三《六经证治》改。下同。
⑤ 热：原脱，据《古今医鉴》卷三《六经证治》补。

可下，不可利^①小便也，只宜和之。惟有小柴胡汤出入增损，用之如神其效也。凡头角痛，耳中痛，耳中烘烘而鸣，耳之上下前后肿痛，皆少阳所主部分，其火为之也。若口苦者，少阳之胆热。胁^②下硬者，少阳之结也。

少阳经见证法

耳聋，胁痛，寒热，呕而口苦，是足少阳胆经受证。假如先起恶寒身热、耳聋、胁痛者，本病。已后呕而舌干口苦者，标病。缘^③胆无出入，病在半表半里之间，正^④宜小柴胡汤加减，和解表里治之，再无别汤。本方自有加减法。此经有三禁，不可汗、下、利^⑤也。若治之得法，有何坏证？常须识此，宜当审焉。

辨证法

耳聋，胁痛，寒热，呕而口苦，舌干，便属半表半里证，不从标本，从乎中治。

诊脉法

脉见弦数，本经^⑥。

---

① 利：原字似为"劗"，批注墨笔改作"利"；《古今医鉴》卷三《六经证治》作"利"。据改。

② 胁：原作"便"，据《古今医鉴》卷三《六经证治》改。

③ 缘：原作"绿"，据《伤寒六书·伤寒一提金卷之四·一提金六经证治捷法》改。

④ 正：《伤寒六书·伤寒一提金卷之四·一提金六经证治捷法》作"止"。

⑤ 利：《伤寒六书·伤寒一提金卷之四·一提金六经证治捷法》作"吐"。

⑥ 本经：《伤寒六书·伤寒一提金卷之四·一提金六经证治捷法》作"本经证"。

用药法

耳聋，胁痛，寒热，呕而口苦舌干者，用柴胡双解饮，即加减小柴胡汤。

足太阴脾经图

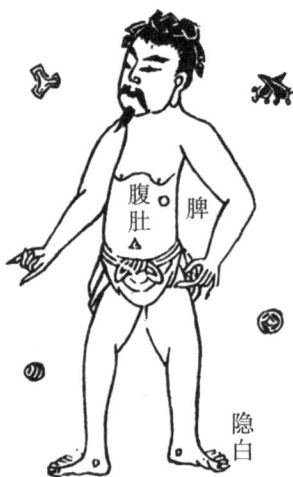

足太阴脾经，为中宫之坤土也。其脉始于足大指，上行至腹，络①于嗌②，连舌本，行身之前也。若寒邪卒中，直入本经者，一时便发③腹痛④，或吐或利也，宜温之。如四日而发，腹满嗌干者，此传经之邪也，宜和之。若太阳病，下之早，因尔腹痛者，此误下之而传也。凡治太阴证，自利不渴，脉沉细，手足冷，急温之。若脉浮者，可发汗，宜桂枝汤主之。若发热，

---

① 络：原作"终"，据《古今医鉴》卷三《六经证治》改。

② 嗌（yì）：咽也。下同。

③ 发：原作"泼"，据《古今医鉴》卷三《六经证治》改。

④ 痛：原作"病"，据《古今医鉴》卷三《六经证治》改。

脉数者，少阳之邪未解，须以小柴胡汤主之。如有利不渴者，脏有寒也，宜理中汤。寒甚者，加附子。腹满，呕吐，食不下者，宜治中汤。手足冷，脉沉细者，宜四逆汤。若传经，热内陷，腹痛者，宜桂枝芍药汤主之。

太阴经见证法

腹满自利，津不到咽，手足温者，是足太阴脾经受证。假如先起腹满咽干者，本病。已后身目黄，标病。内有寒热所分，不可混治。临病之际^①，用在得宜。

辨证法^②

腹满咽干，发黄者，属府热。

自利不渴，或呕吐者，属脏寒。

诊脉法

脉见沉而有力者，宜当^③下。

脉见沉而无力者，宜当温。

用药法

腹满，咽干，手足温，腹痛者，桂枝大黄汤，即加减桂枝汤。身目黄者，茵陈大黄汤，即加减茵陈汤。

自利不渴，或呕吐者，加味理中汤，即加减理中汤。重则回阳救急汤，即加减四逆汤。

---

① 际：原作"除"，墨笔批注改作"际"，可从。

② 法：原作"药"，据《伤寒全生集·卷之一·足太阴经见证治例第三十五》改。

③ 宜当：原作"当宜"，据《伤寒全生集·卷之一·足太阴经见证治例第三十五》乙转。

足少阴肾经图

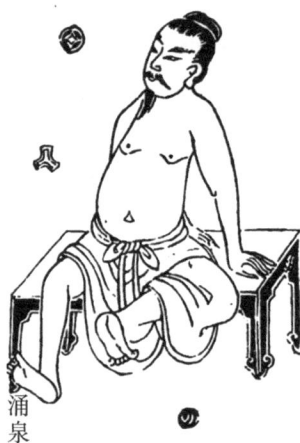

涌
泉

足少阴肾经，为人身之根①蒂也。其脉始于足心，上行贯脊，循喉，络②舌本，散舌下，注心中，行身之前③也。若因欲事肾虚者，寒邪直中之也。其证一二日便发，故发热，脉沉，足冷，或恶寒倦卧也，宜温经散寒也。若五六日而发，口燥舌干者，此传经之热邪，宜急下之，恐肾水干也。如其脉沉细，足冷者，又不可下，急温之。脉沉疾有力者，乃可下之。凡少阴饮水而小便色白者，下虚有寒，引水自救，非热也，宜温之。盖夫阴阳寒多④，因劳伤肾经之所致，有紧有慢，其害甚速，宜温之，不可以寒凉之药妄投之也。但脉沉足冷，虽发热者，急

① 根：原作"眼"：据《古今医鉴》卷三《六经证治》改。
② 络：原作"终"，据《古今医鉴》卷三《六经证治》改。
③ 前：原作"后"，据《古今医鉴》卷三《六经证治》改。足少阴经循行路线在身前。
④ 夫阴阳寒多：《古今医鉴》卷三《六经证治》作"夹阴伤寒"。

宜温肾，以扶元气也。

少阴经见证法

舌干口燥，是足少阴肾经受证。假如先起舌干口燥者，本病也。已后谵语、大便实者，标病。至阴经，则难拘定法，或可温而或可下，因分直①中者寒证，传经者热症，是其发前人之所未发也。

辨证②法

大凡口燥舌干，渴而谵语，大便实者，知其热。须详呕吐、泻利、不渴或恶寒腹痛者别其寒。

辨③脉法

脉见沉实有力，宜当下。

脉见沉迟无力，宜当温。

用药法

口燥，咽干，渴而谵语，大便实，或绕脐硬痛，或下利纯清水，心下硬痛者，俱是邪热燥屎使④然，急用六乙顺气汤⑤，分轻重下之。即承气汤有加减法。无热恶寒，厥冷踡卧，不渴，或腹痛吐，泻利沉重，或阴毒，手指甲、唇青，呕逆，绞痛，

---

① 直：原作"百"，墨笔批注改作"即"，亦非。据《伤寒六书·伤寒一提金卷之四·一提金六经证治捷法》改。

② 证：原作"症"，据前后文标题改，以求体例统一。

③ 辨：《伤寒六书·伤寒一提金卷之四·一提金六经证治捷法》作"诊"。

④ 使：原作"便"，据《伤寒六书·伤寒一提金卷之四·一提金六经证治捷法》改。

⑤ 汤：原作"渴"，据《伤寒六书·伤寒一提金卷之四·一提金六经证治捷法》改。

身如被杖，面如刀刮①，战栗者，俱是寒邪中里使然，急用回阳救急汤温之。即四逆汤有加减法。

足厥阴肝经图

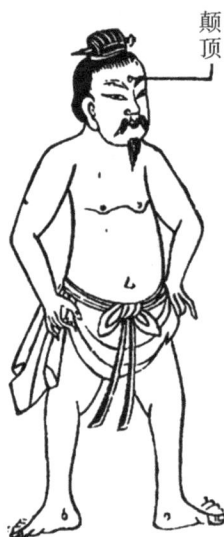

颠顶

足厥阴肝经，厥者尽也，为六经之尾也。其脉始于足大指，上环阴器，抵少腹，循行身前之侧也。若本经不足，寒邪直中之也，一日便发吐利，少腹疼。寒甚者，唇青，厥冷，囊缩也，急宜温之，再着艾灸丹②田、气海以温之。若六七日发烦满囊拳③者，此传经热邪，厥深热亦深也。若脉沉疾有力者，宜急下之。若脉微细者，不可下也。凡伤寒传至厥阴经，则病势以

① 刮：原作"乱"，据《伤寒六书·伤寒一提金卷之四·一提金六经证治捷法》改。
② 丹：原脱，据《古今医鉴》卷三《六经证治》补。
③ 拳：通"蜷"。屈曲，卷曲。囊拳指阴囊收缩。

极矣。然死生在于须臾，可不谨察之也哉！大抵热深厥亦深，则舌卷囊缩；阴寒冷极，亦舌卷囊缩也。要当子细而辩其冷热之治，其法微①矣。

厥阴经见证法

烦满囊拳者，是足厥阴肝经受证。如先起消渴烦满者，本病。已后舌卷囊缩②者，标病。亦有寒热两端，不可概作热治。

辨证法

烦满囊拳，消渴者，属热。

口吐涎沫，不渴，厥冷者，属寒。

似疟③不呕，清便，必自愈。

诊脉法

脉沉实，宜当下。

脉沉迟者，宜当温。

脉缓④者，病自愈。

用药法

消渴烦满，舌卷缩囊，大便实，手足乍冷乍温者，急用六乙顺气汤下之。即承气汤有加减。口吐涎沫，或四肢厥冷不温，

---

① 微：原作"征"，形近而讹。《古今医鉴》卷三《六经证治》此句作"其冷热之治之法，亦微矣"。

② 囊缩：原作"缩囊"，据《伤寒六书·伤寒一提金卷之四·一提金六经证治捷法》乙转。

③ 疟：原作"㾌"，据《伤寒六书·伤寒一提金卷之四·一提金六经证治捷法》改。

④ 缓：《伤寒六书·伤寒一提金卷之四·一提金六经证治捷法》作"浮缓"。

通^①乎肘膝^②，不渴，小腹绞痛，呕逆者，急用茱萸四逆汤温之。即回阳救急汤，自有加减法。

---

① 通:《伤寒六书·伤寒一提金卷之四·一提金六经证治捷法》作"过"，义长。

② 膝:原作"胜"，据《伤寒六书·伤寒一提金卷之四·一提金六经证治捷法》改。

卷之三

长沙张仲景先生伤寒治方

四时伤寒伤风发表之方

春三月用

香苏散　治四时伤寒，头痛，发热恶寒。

紫苏叶　香附子各二两　陈皮一两　甘草炙，五钱

上咬咀^①，每服四钱，水一盏半，生姜三片，葱白三根。煎八分，空心^②热服，加陈壁土^③一块。

头痛，加川芎、白芷，名芎芷香苏散。

头痛如斧劈，加石膏、连须葱头。

偏正头痛^④，加细石膏^⑤、薄荷。

太阳穴头痛，加荆芥穗、石膏。

伤风，自汗，加桂枝。

---

① 咬咀（fǔ jǔ）：嚼也。为古代将药物切碎的加工方法。古代把药物咬成粗粒入煎剂，后世虽改用刀切碎，仍通称咬咀。

② 空心：即空腹。

③ 陈壁土：指陈年的墙土。《新刊药性要略大全》："陈壁土，主下部疮，脱肛，冷热赤白泻痢，腹内痛，热毒绞结痛，解诸药毒，中肉毒、合口椒毒、菌毒，并能解之。东边朝日者佳。极助胃气。"

④ 痛：《新刊袖珍方》卷一作"风"。

⑤ 细石膏：《新刊袖珍方》卷一作"细辛、石膏"。

伤风，无汗，加麻黄、薄荷①、干葛。

伤风，恶寒，加苍术。

伤风，发热不退，加柴胡②、黄芩③。

伤风，咳嗽不止，加半夏、杏仁。

伤风，胸膈痞塞，加黄芩④、枳壳。

伤风，鼻塞声重，咽膈不⑤利，加苦梗⑥、旋覆花。

伤风，痰涎壅盛，加白附子、天南星。

伤风，鼻内出血，加茅花。

伤风，气促不安，加大腹皮、桑白皮。

伤风，鼻塞，不开香臭⑦，加羌活、荆芥。

伤风不散，吐血不时，加生地黄。

伤风⑧，耳内出脓，疼痛，加羌活、荆芥。

伤风不解，咽喉肿痛，加苦梗。

伤风，中脘寒，不思饮食，加去白青皮、枳壳。

伤风，呕吐，恶心不止，加丁香、半夏。

伤风，头晕眼花，颠倒⑨，肢⑩持不住，加熟附子。

伤风，时作寒栗⑪，加桂枝。

---

① 薄荷：《新刊袖珍方》无。

② 柴胡：《新刊袖珍方》作"漳柴胡"。

③ 芩：原作"苓"，形近而误，据《新刊袖珍方》改。下同。

④ 黄芩：《新刊袖珍方》无。

⑤ 不：原作"下"，形近而误，据《新刊袖珍方》改。

⑥ 苦梗：桔梗之异名。下同。

⑦ 不开香臭：疑应为"不闻香臭"。《新刊袖珍方》作"不通头昏"。

⑧ 伤风：此后《新刊袖珍方》有"不解"，疑脱。

⑨ 颠倒：《新刊袖珍方》作"头倒"。

⑩ 肢：通"支"。

⑪ 栗：原作"爍"，据《新刊袖珍方》改。

伤风，痰壅，呕恶不止，加白附^①、旋覆花、半夏。

伤风后，时时作虚热不退，加人参。

伤风，饮食不能消化，加砂仁、青皮。

伤风，一向不解，作潮热，白日至暮^②中不退，日日如是，加地骨皮、薄荷、柴胡、人参、菴芦^③。

初感风，头痛，作热，鼻塞声重，加羌活、川芎。

感风，腰痛不能伸屈，加官桂、桃仁。

感风，浑身痛不止，加赤芍药、紫金皮^④。

感风，头^⑤项强急，不能转头，加羌活、官桂。

感风^⑥，肚腹^⑦疼痛，加木香。

感风^⑧，肚腹^⑨疼刺不可忍，加姜黄、吴茱萸七粒。

感风^⑩，小腹疼痛不可忍，加木香、姜、枣。

妇人忽然大便^⑪痛肿，不能下地，加木香、木瓜、茱萸。

妇人被性^⑫所苦，胸膈痞疼，胁肋刺痛，小便急疼，加木香、枳壳。

妇人被气疼所苦，加木香、缩砂仁。

---

① 白附：指白附子。《新刊袖珍方》有"子"字。
② 暮：《新刊袖珍方》作"日"。
③ 菴芦：庵蔄之异名。
④ 紫金皮：红木香之异名。下同。
⑤ 头：《袖珍方》作"颈"。
⑥ 感风：《袖珍方》无此二字。
⑦ 肚腹：《袖珍方》作"腹肚"。
⑧ 感风：《袖珍方》无此二字。
⑨ 肚腹：《袖珍方》作"腹肚"。
⑩ 感风：《袖珍方》无。
⑪ 大便：此处指肛门。
⑫ 性：指性情、情绪。

脾胃不和，中脘不快，加谷芽、神曲。

伤食吐呕，泄泻腹痛，加干姜、木香。

心卒痛者，加延胡索、酒一盏。

饮酒大过，忽遍身发疸，或两目昏黄，加山茵陈、山栀子。

中酒吐恶，加乌①梅、丁香。

妇人经水将行②，先作寒热，加苏木、红花。

妇人产后，作虚热不退，烦渴，加人参、地黄。

妇人③产后，发热不退，加人参、黄芪。

妇人④产后，腰痛不已，加当归、官桂。

若冷嗽不已，加干姜、五味子、杏仁。

若脾寒，加良姜、青皮、草果。

脚气，加木瓜、木香、牛膝、紫金皮、茱萸、川楝子。

感风寒，发热，头疼，加不换金正气散。

感风⑤，头痛，壮热恶寒，身痛不能转动，加生料五积散。

饮食不下，欲吐不吐，加丁香、萝卜子。

感寒痛⑥，发热，身痛，分阴阳，加石膏、败毒。

妇人产后风，脚手疼痛，生料五积散合败毒散加木香⑦、木瓜，不换金正气散加生地黄、川芎同煎。

---

① 乌：原作"为"，形近而误，据《新袖珍方》改。

② 行：原作"水"，据《新刊袖珍方》改。

③ 妇人：《新刊袖珍方》无。

④ 妇人：《新刊袖珍方》无。

⑤ 感风：《新刊袖珍方》作"感寒"。

⑥ 痛：《新刊袖珍方》前有"头"字。

⑦ 木香：《新刊袖珍方》无。

羌活冲和汤 以代桂枝、麻黄、青龙等汤。此太阳经之神药也。

治春、夏、秋非时感冒，暴寒，头痛，发热恶寒，脊[1]强，无汗，脉浮紧。此足太阳膀胱经受邪，是表证，宜发散，不与冬时正伤寒同治法。此汤非独治三时暴寒，春可治瘟[2]，夏可治热，秋可治湿，治[3]杂证亦有神也。秘之，不与庸俗知此奇妙耳。本方自有加减法，备开于后。

羌活　防风　苍术　黄芩　川芎　白芷　甘草　生地[4]黄　细辛[5]

如胸中饱闷，加枳壳、桔梗，去[6]生地黄。

夏月，本方加石膏、知母，名神术散[7]。如服此汤后，不[8]作汗，本方加苏叶。喘而恶寒身热，本方加杏仁、生地黄。汗

---

① 脊：原作"春"，形近而误，据《伤寒六书·杀车槌法卷之三·秘用三十七方就注三十七槌法》改。

② 瘟：《伤寒六书·杀车槌法卷之三·秘用三十七方就注三十七槌法》作"温"。

③ 治：原脱，据《伤寒六书·杀车槌法卷之三·秘用三十七方就注三十七槌法》补。

④ 地：原脱，据《伤寒六书·杀车槌法卷之三·秘用三十七方就注三十七槌法》补。

⑤ 本方原书无剂量，《伤寒六书·杀车槌法卷之三·秘用三十七方就注三十七槌法》中剂量如下："羌活一钱半，防风一钱，苍术一钱半，黄芩一钱，川芎一钱，白芷一钱，甘草一钱，生地黄二钱，细辛五分，不可多。"

⑥ 去：原脱，据《伤寒六书·杀车槌法卷之三·秘用三十七方就注三十七槌法》补。以去生地黄为是。

⑦ 散：《伤寒六书·杀车槌法卷之三·秘用三十七方就注三十七槌法》作"汤"。

⑧ 不：原作"下"，据《伤寒六书·杀车槌法卷之三·秘用三十七方就注三十七槌法》改。

后不解，宜再^①服。汗下兼行，加大黄，如釜底抽薪之法。

其春、夏、秋感冒，非时伤寒^②，亦有头疼，恶寒，身热，脉浮缓，自汗，宜实表，本方去苍术，加白术。汗不止，加黄芪，即加减冲和汤。再不止，以小柴胡汤加桂枝、芍药一钱，有神。

水二钟^③，姜三片，枣二枚，煎至一钟，加葱白捣汁五匙，入药再煎一二沸。如发汗，用热服。止汗，用温服。

柴^④葛解肌汤　即葛根汤。本方自有加减法。

治足阳明胃经受证，目痛，鼻干，不眠，微^⑤头疼，眼眶痛，脉来微洪。宜解肌，属阳明经病。其正阳阳明府病，别有治法。

柴胡　干葛　甘草　黄芩　芍药　羌活　白芷　桔梗

本经无汗，恶寒甚者，去黄芩，加麻黄。冬月宜加，春月少与，夏秋去之，加苏叶。

本经有汗而渴者，治法开在如神白虎汤下。

水二钟，姜三片，枣二枚，加石膏末一钱煎之，热服。

柴胡双解饮　即小柴胡汤。本方自有加减法。

治足少阳胆经受证，耳聋，胁痛，寒热，呕而口苦，脉来

---

① 再：原作"要"，据《伤寒六书·杀车槌法卷之三·秘用三十七方就注三十七槌法》改。

② 寒：《伤寒六书·杀车槌法卷之三·秘用三十七方就注三十七槌法》作"风"。

③ 钟：通"盅"。

④ 柴：原作"紫"，形近而误，据《伤寒六书·杀车槌法卷之三·秘用三十七方就注三十七槌法》改。

⑤ 微：《伤寒六书·杀车槌法卷之三·秘用三十七方就注三十七槌法》无。

弦数。属半表半里，宜和解此经。胆无出入，有三禁，不可汗、下①、利②也。止有小柴胡一汤也，随病加减，再无别汤。

柴胡　黄芩　半夏　甘草　人参　陈皮　芍药

本经证，小便不利者，加茯苓。胁痛，加青皮。渴，加天花粉、知母。

本经吐者，入姜汁、竹茹。嗽，加五味、金沸草。痰多，加瓜蒌仁、贝母。寒热似疟，加桂。齿燥无津液，加石膏。坏证，加鳖甲。

本经证，心下饱闷，未经下者，非结胸，乃表邪传至胸中，未入乎腑。证虽满闷，尚为在表，只消小柴胡汤加枳、桔。未效，就以本方③对小陷胸加枳、桔，一服豁然，真④妙如神。秘之，不与俗人言之耳。

虚烦类伤寒证，本方加竹叶、炒粳米。

本经与阳明合病，本方加葛根、芍药⑤，如拾芥⑥。

妇人热入血室，加当归、红花。

男子热入血室，加生地黄。

老妇人伤寒，无表证，其热胜者，本方加大黄。甚者，加

---

① 下：原作"不"，据《伤寒六书·杀车槌法卷之三·秘用三十七方就注三十七槌法》改。

② 利：《伤寒六书·杀车槌法卷之三·秘用三十七方就注三十七槌法》作"吐"。

③ 方：原脱，据《伤寒六书·杀车槌法卷之三·秘用三十七方就注三十七槌法》补。

④ 真：《伤寒六书·杀车槌法卷之三·秘用三十七方就注三十七槌法》作"其"。

⑤ 药：原脱，据《伤寒六书·杀车槌法卷之三·秘用三十七方就注三十七槌法》补。

⑥ 拾芥：捡取地上的草芥。比喻取之极易。

芒硝。

水二钟，姜一片，枣二枚^①，入生艾汁三匙，煎之，温服。

桂枝大黄汤　即桂枝汤内加大黄。本方自有加减法。

治足太阴脾经受证，腹满而痛，咽干而渴，手足温，脉来沉而有力，此因邪热从阳经传入阴经也。

桂枝　芍药^②　甘草　大黄　枳实　柴胡

本经腹满，不恶寒而喘者，加腹皮^③，去甘草。

水二钟，姜一片，枣二枚，煎之，临服入槟榔磨水三^④匙，热服。

加味理中饮　即理中汤。本方自有加减法。

治足太阴脾经受证，自利不渴，手足温，身无热，脉来沉而有^⑤力，此属脏寒。

干姜　白术　人参　甘草　肉桂　陈皮　茯苓

厥阴消渴，气上冲心，饥不欲食，食即吐蛔，腹痛，大便实，本方加大黄、蜜少许，利之。

---

① 枚：此后《伤寒六书·杀车槌法卷之三·秘用三十七方就注三十七槌法》有"槌法"二字。

② 芍药：《伤寒六书·杀车槌法卷之三·秘用三十七方就注三十七槌法》作"赤芍药"。

③ 腹皮：指大腹皮。《伤寒六书·杀车槌法卷之三·秘用三十七方就注三十七槌法》作"大腹皮"。

④ 三：《伤寒六书·杀车槌法卷之三·秘用三十七方就注三十七槌法》作"二"。

⑤ 有：《伤寒六书·杀车槌法卷之三·秘用三十七方就注三十七槌法》作"无"，义长。

本经腹满①时减者，依本方，去甘草。

本经呕吐者，入半夏、姜汁。

本经蜷卧沉重，利不止，少加附子。

利后身体痛者，急温之，加附子。

自利腹痛者，入木香磨姜汁，调服和之。

水二钟，姜一片，枣一枚，煎之，临服，入炒②陈壁土一匙调服，助③土气，以助胃气。

茵陈将军汤 即茵陈汤。本方自有加减法。

治足太阴脾经，腹满，身目发黄，小水不利，大便实，发渴，或头汗剂颈而还④，脉来沉重者，宜用。

大黄　茵陈　山栀　甘草　厚朴　黄芩　枳实

大便自调者，去大黄、厚朴，加大腹皮利小便，消⑤为效。

水二钟，姜一片，加灯心一握，煎之，热服。

导赤散 即五苓散。本方自有加减法。

治小水不利，小腹满，或下焦畜热，或引饮过多，或小水短赤而渴，脉沉数者，以利小便为先。惟汗后亡津液，与阳明

---

① 满：此字前《伤寒六书·杀车槌法卷之三·秘用三十七方就注三十七槌法》多"濡"字。

② 炒：原作"妙"，形近而讹，据《伤寒六书·杀车槌法卷之三·秘用三十七方就注三十七槌法》改。

③ 助：《伤寒六书·杀车槌法卷之三·秘用三十七方就注三十七槌法》作"取"。

④ 剂颈而还：汗出自头至颈而止，颈以下无汗。剂，通"齐"，《伤寒六书·杀车槌法卷之三·秘用三十七方就注三十七槌法》作"至"。

⑤ 消：《伤寒六书·杀车槌法卷之三·秘用三十七方就注三十七槌法》作"清"。

汗多者，则以利小便为戒①。

茯苓　猪苓　泽泻　桂枝　白术　甘草　滑石　山栀

中温②，身目黄者，加茵陈。水结胸证，加木通、灯心。如小水不便③利而见头汗出者，乃④阳脱也。

得病起无热，徂狂言⑤，烦燥不安，精采不与人相当，此汤治之。

水二钟，姜一片，灯心二十茎，入盐二字⑥调服。

六一⑦顺气汤

以代大承气、小承气、调⑧胃承气、大柴胡、三一⑨承气汤、大陷胸等汤之神药。举世无人知此奇妙耳，秘之，莫与俗人言。本方自有加减法备开。

---

①　戒：原脱，据《伤寒六书·杀车槌法卷之三·秘用三十七方就注三十七槌法》补。墨笔批注为"戒忌之"3字。

②　温：《伤寒六书·杀车槌法卷之三·秘用三十七方就注三十七槌法》作"湿"。

③　便：《伤寒六书·杀车槌法卷之三·秘用三十七方就注三十七槌法》无此字。

④　乃：原作"力"，据《伤寒六书·杀车槌法卷之三·秘用三十七方就注三十七槌法》改。

⑤　徂狂言：《伤寒六书·杀车槌法卷之三·秘用三十七方就注三十七槌法》作"但谵语"。

⑥　字：古药方中计量单位名，一字为一钱的四分之一。《中国医学大辞典》："字，古方中权名。古以铜钱钞药末，后世相沿称一铜钱所钞药末之量曰一钱；钱面有四字，故又称一钱之四分之一曰一字，二字则五分。"

⑦　一：《伤寒六书·杀车槌法卷之三·秘用三十七方就注三十七槌法》作"乙"。

⑧　调：原作"谓"，形近而误，据《伤寒六书·杀车槌法卷之三·秘用三十七方就注三十七槌法》改。下同。

⑨　一：《伤寒六书·杀车槌法卷之三·秘用三十七方就注三十七槌法》作"乙"。

此汤治伤寒热邪传里，大便结实，口燥①咽干，怕热谵语，揭衣，狂言妄语，扬②手掷足，斑黄阳厥，潮热自汗，胸腹满硬，绕脐疼痛等证，悉皆治之，效不尽述。

大黄　枳实　黄芩　厚朴　甘草　柴胡　芒硝　芍药

潮热自汗，谵语发渴，扬手掷足，揭去衣被，狂妄斑黄，大便实者，俱属正阳明胃府病，依本方③。

口燥咽干，大便实者，属少阴，依本方。

怕热，发渴，谵妄，手足乍冷乍温，大便实者，阳厥证，属厥阴，依本方。舌卷囊缩者，难治，须急下之。

谵语发渴，大便实，绕脐硬痛者，有燥屎，依本方。

热病目不明，谓神水已竭，不能照物，病已笃矣，急急下，依本方。目中不了了，即目不明也。

转屎气者，谓下泄也，有燥屎焉，当下之，依本方。如更衣者，止后服，不必尽剂。不更衣者，宜再少与。大便通者，愈。

结胸证，心下硬痛，手不可近，燥渴，谵语，大便实者，依本方，去甘草，加甘遂、桔梗。

凡伤寒过经，及老弱并血气两虚之人，或妇人产后有下证，或有下后不解，或有表证尚未除，而里证又急，不得不下者，用此汤去芒硝下之则吉。盖恐转药硝性燥急，故有此戒。大凡伤寒邪热传里结实，须看热气浅深用药。今之庸医与俗医，不

---

① 燥：原作"蝶"，形近而误，据《伤寒六书·杀车槌法卷之三·秘用三十七方就注三十七槌法》改。

② 扬：原作"杨"，形近而误，据《伤寒六书·杀车槌法卷之三·秘用三十七方就注三十七槌法》改。

③ 方：此后《伤寒六书·杀车槌法卷之三·秘用三十七方就注三十七槌法》有"下利纯清，心下硬痛而渴者，属少阴，依本方"。

分当急下、可少与、宜微和胃气之论，一概用大黄、芒硝，乱投汤剂下之，因兹枉死者多矣。

余谓伤寒之邪，传来非一，治之则殊耳。病有三焦俱阳者，则病痞、满、燥、实、坚全具，宜大承气汤。厚朴苦温以去痞，枳实苦寒以泄^①满，芒硝咸寒以润燥软坚，大黄苦寒以泄实去热，病斯愈矣。邪在中焦，则有燥、实、坚三证，故用调胃承气汤。以甘草和中，芒硝润燥，大黄泄实，不用枳壳、厚朴，恐伤上焦虚无氤氲之元气，调胃之名，自此立矣。上焦受伤，则痞而实，用小承气汤。枳实、厚朴之能除痞，大黄之泄实，去芒硝不伤下焦血分之真阴，谓不伐其根本也。若夫大柴胡汤，则有表证尚未除，而里证又急，不得不下者，只得以此汤通表里而缓治之，犹有老弱及血气内^②虚之人，亦宜用此。故经云，转药孰紧^③？有芒硝者紧，大承气则最紧，小承气汤则次之，调胃承气汤又次^④之，大柴胡汤又次之。其大柴胡汤加大黄，小柴胡加芒硝，方为转药，盖为病轻者设也。仲景又云，荡涤^⑤伤寒热积，皆用汤液，切禁丸药，不可不知也。

五〇

---

① 泄：原脱，据《伤寒六书·杀车槌法卷之三·秘用三十七方就注三十七槌法》补。

② 内：《伤寒六书·杀车槌法卷之三·秘用三十七方就注三十七槌法》作"两"。

③ 转药孰紧：原作"传药执紧"，形近而误，据《伤寒六书·杀车槌法卷之三·秘用三十七方就注三十七槌法》改。

④ 次：此后衍一"次"字，据《伤寒六书·杀车槌法卷之三·秘用三十七方就注三十七槌法》删。

⑤ 涤：原作"条"，形近而误，据《伤寒六书·杀车槌法卷之三·秘用三十七方就注三十七槌法》改。

上，先将水一^①钟滚三沸后，入药，煎至八分，临时服入铁锈^②水三匙调服，立效。取铁性沉重之义，最能坠热开结，有神。此千金不传之秘，若非^③吾之子孙承继，焉肯泄露玄机？故戒耳。

如神白虎汤 即白虎汤。本方自有加减法。

治身热，渴而有汗不解，或经汗过渴不解，脉来微洪，宜用。

石膏　知母　甘草　人参　山栀　麦门冬　五味子

心烦者，加竹茹一团。如大渴，心烦，背兼^④寒者，依本方，去山栀，加天花粉。无渴不可服此药，为大忌。

水二钟，枣一枚，姜三^⑤片，加淡竹叶十片，煎之，热服。

三黄石膏汤

此汤治阳毒发斑，身^⑥黄如涂朱，眼珠如火，狂叫欲走，六脉洪大，燥渴欲死，鼻干面赤，齿黄。过经不解，已成坏证，表里皆热，欲发其汗，病热不退，又复下之，大便遂频，小便

---

① 一:《伤寒六书·杀车槌法卷之三·秘用三十七方就注三十七槌法》作"二"。

② 锈：原作"秀"，形近而误，据《伤寒六书·杀车槌法卷之三·秘用三十七方就注三十七槌法》改。

③ 非：此后原衍"吴"字，据《伤寒六书·杀车槌法卷之三·秘用三十七方就注三十七槌法》删。

④ 兼:《伤寒六书·杀车槌法卷之三·秘用三十七方就注三十七槌法》作"恶"。

⑤ 三:《伤寒六书·杀车槌法卷之三·秘用三十七方就注三十七槌法》作"一"。

⑥ 身：原脱，据《伤寒六书·杀车槌法卷之三·秘用三十七方就注三十七槌法》补。

不利^①。亦有错治阴症^②而盛^③此症者。又八九日，已经汗下后，脉洪数，身壮热，拘急沉重，欲治其内，由表未解，欲发其表，则里症又急，趑趄^④不能措手，待毙而已。殊不知热在三焦，闭塞经络，津液、荣卫不通，遂成此证。又治汗下后三焦生热，脉洪数^⑤，谵语不休，昼夜喘息，鼻时加衄，身目俱黄，狂叫欲走者，通用此汤治之，有神，人所不识。

石膏　黄芩　黄连　黄柏　山栀　麻黄　香豉^⑥

水二钟，姜三片，枣三^⑦枚，入细茶一撮，煎之，热服。

三黄巨胜汤

此汤治阳毒发斑，狂妄，大渴，叫喊，目赤，脉数，大便燥实不通，上气喘急。舌卷囊缩，难治者，权以此汤劫之，三黄石膏汤内去麻黄、豉，加大黄、芒硝是也。

水二钟，姜一片，枣二枚，煎之，临服入泥浆^⑧清水二匙调服，安也。

---

① 利：原作"便"，据《伤寒六书·杀车槌法卷之三·秘用三十七方就注三十七槌法》改。

② 阴症：《伤寒六书·杀车槌法卷之三·秘用三十七方就注三十七槌法》作"温证"。

③ 盛：《伤寒六书·杀车槌法卷之三·秘用三十七方就注三十七槌法》作"成"。

④ 趑趄（zī jū）：且前且却，犹豫不进。

⑤ 数：《伤寒六书·杀车槌法卷之三·秘用三十七方就注三十七槌法》无。

⑥ 本方剂量，《伤寒六书·杀车槌法卷之三·秘用三十七方就注三十七槌法》记载如下："石膏一两半，黄芩、黄连、黄柏各七钱，山栀三十个，麻黄五分，香豉二合。"

⑦ 三：《伤寒六书·杀车槌法卷之三·秘用三十七方就注三十七槌法》作"一"。

⑧ 泥浆：原作"沉将"，据《伤寒六书·杀车槌法卷之三·秘用三十七方就注三十七槌法》改。

冲^①和灵宝饮

治两感伤寒。起于头痛，恶寒发热，口燥舌干，以膈中^②先受病多^③者，先^④以此汤探之，中病则^⑤愈。

羌活　防风　川芎　生地黄　细辛　黄芩　柴胡　甘草　干葛　白芷　石膏

水二钟，煨生姜三片，枣二枚，入黑^⑥豆一撮，煎之，温服，取微汗为愈。如不愈，表症多而甚急者，方可用麻黄、葛根，为解表。如里证多而甚急者，先以调胃承气汤，为攻里是也。

如以阴经自中，病发热下利，身疼痛，脉沉细无力，不渴，倦卧昏重者，又当先救里，温之，回阳救急^⑦汤。是分表里、寒热而治，此其权变大法也欤。

古云，两感伤寒，虽为死症，复有可救之理，乃用药先后，

----

① 冲：原脱，据《伤寒六书·杀车槌法卷之三·秘用三十七方就注三十七槌法》补。

② 膈中：《伤寒六书·杀车槌法卷之三·秘用三十七方就注三十七槌法》作"阳"字。

③ 多：此处原为白钉，有脱字，据《伤寒六书·杀车槌法卷之三·秘用三十七方就注三十七槌法》补。

④ 先：《伤寒六书·杀车槌法卷之三·秘用三十七方就注三十七槌法》无。

⑤ 则：《伤寒六书·杀车槌法卷之三·秘用三十七方就注三十七槌法》作"即"。

⑥ 黑：原作"墨"，据《伤寒六书·杀车槌法卷之三·秘用三十七方就注三十七槌法》改。

⑦ 急：原作"恙"，形近而误，据《伤寒六书·杀车槌法卷之三·秘用三十七方就注三十七槌法》改。

寒热之剂及发表攻里之误不同，故枉死者多矣^①。良可痛哉！深可惜哉！余将不传之妙秘^②、秘验之方尽吐露，非惟救人有功，亦且阴骘^③匪轻。谨之慎之，毋怠毋忽。

藿香正气散 治外感发热，头疼，内因痰^④饮凝殢^⑤为热，或中脘痞满，呕逆恶心。

白芷 大腹皮 紫苏叶_{各五分} 陈皮 桔梗 白术 厚朴 半夏 甘草_{各一钱} 藿香_{一钱半}

上作一服，姜三片，枣一^⑥枚，水煎，热服。欲汗，衣被覆取汗。

附 霍乱，呕吐，上吐下泻，日间感热，夜间感冷，邪气正气两不分也。两脚专^⑦筋，冷汗出，后方治之，即前藿香正气散，治之立效。

葛根葱白汤 已汗、未汗头痛。

葛根 芍药 知母_{各三钱半} 川芎 生姜_{各六钱} 葱白_{一握}

水三盏，煎至一盏半，分二服。

---

① 古云……多矣：《伤寒六书·杀车槌法卷之三·秘用三十七方就注三十七槌法》作"古云，两感虽为死证，犹有可救之理，及用药先后，寒热之剂。若发表攻里一误，则枉死者多矣"。

② 秘：疑衍。《伤寒六书·杀车槌法卷之三·秘用三十七方就注三十七槌法》无。

③ 阴骘：犹阴德。

④ 痰：原作"疢"，参明代傅滋《新刊医学集成》改。本条证治、组成和分量基本全同该书，不同于《太平惠民和剂局方》之藿香正气散有茯苓。

⑤ 殢（tì）：滞留，停滞。《新医学集成》作"滞"。

⑥ 一：《新刊医学集成》作"二"。

⑦ 专：疑当作"转"。

治畨[1]胃

枳壳　青皮　香附　连翘各五钱　青黛　黄芩　白芍各一钱　白术八钱　枳实四钱　甘草三钱　石膏二两　淡竹沥

每七八钱，水一钟，煎七分，食后温服。

暑门

四时中暑伤寒伤风发表之方

夏三月发表　平民之用

二香散　治夏月伤寒，伤风，伤暑，中暑，寒热如疟，或热日夜不退，口渴心烦。

香薷　扁豆　厚朴　紫苏　陈皮　甘草　干葛　香附

每服七八钱，水一钟，姜三片，葱白三根，煎七分，不拘[2]热服取汗。

暑渴

生地黄　麦门冬　牛膝　炒黄柏　知母　葛根　甘草

水煎服。

生脉汤

人参　麦门冬　五味子

---

① 畨（fān）：古同"翻"。

② 拘：原作"抛"，不详。肖校本释作"拘"字，可从，为不拘时之意。此二香散与诸书均不相同，组成为香薷散合香苏饮加干葛，《太平惠民和剂局方》香薷散的用法有"不拘时"之语。

水煎服。

十味香薷散

香薷一两　人参　陈皮　白术　茯苓　扁豆炒　黄芪　木瓜　厚朴姜制　甘草各半两

上为末，每服三钱，热汤或冷水调服。

黄连香薷汤

黄连　香薷　扁豆　厚朴

水煎，沉冷服。

尚有大顺散、却暑散、黄龙丸、六和汤选用。

清暑益气汤　仕宦可用。

黄芪　升麻　苍术　人参　白术　神曲　陈皮　甘草炙　黄柏酒炒　麦门冬　当归五分　干葛五分　五味九个　泽泻半钱　青皮二分

上作一服，水煎服。

薷苓汤

香薷　厚朴　扁豆　猪苓　泽泻　白术　茯苓　肉桂

上水煎服。

附　霍乱吐泻转筋症

藿苓汤

藿香　白芷　茯苓　紫苏　大腹皮　厚朴　陈皮　甘草　桔梗　半夏曲　猪苓　泽泻　白术　肉桂　茯苓

上每八钱，水一钟，姜三片，枣一枚，煎七分，温服。

香薷缩脾饮 治暑和中，除烦止^①渴。

甘草_炙 白梅肉 香薷 缩砂仁 草果仁 白干葛_{各二两半}

每服上三钱，生姜五片，煎，去滓，微温服。

四时伤寒伤风发表方

秋三月发表

金沸草散 治伤寒，伤风，头痛，壮热，喘急，咳嗽，痰涎，口渴。

金沸草 麻黄 荆芥 前胡 赤芍 甘草 半夏_{等分}

热盛，加黄芩。胁痛，加枳壳、桔梗。头痛，加川芎。

每服八钱，水一钟半，姜三片，葱白三根，不拘时，热服。

喘急，加杏仁、桑白皮。

双解散 治伤寒壮热十日，外不解，曾经服药，未曾服药，此汤治之。

防风 川芎 当归 白芍 连翘 薄荷 黄芩 石膏 滑石 甘草 荆芥 白术 山栀 桔梗^②

无汗，加麻黄。有汗，不用桔梗、黄芩。大便结涩，加大黄、芒硝。

上每服八钱，水一钟，姜三片，煎八分，不拘，温服。

---

① 止：原作"上"，形近而误，据文义改。

② 桔梗：原脱，按后文加减法，原方当有桔梗，据文义补。按：双解散出自金代刘河间，为益元散合防风通圣散。防风通圣散中原有桔梗。

香薷饮加减　若秋暑大行，腹[1]腹热多甚，要顺天气，故用此方治之。

干葛　香薷各一两　厚朴五钱　白扁豆四钱，炒　升麻　赤芍各一两　台芎[2]五钱　白芷　甘草各五钱

每服八钱，水一钟半，姜三片，葱白三根，煎八分，不拘，热服取汗。有汗去葱，温服。

葛根解肌汤　发潮热，恶寒头痛，身痛口渴，其脉浮数，宜服此汤治之。

干葛　升麻　麻黄

每服八钱，姜三片，水二钟，葱白五根，煎八分，不拘时，热服取汗。

柴苓汤　治寒不分，热不退，无头无脑。将此方药，分别阴阳。如是分出是疟症者，可治，分出是痢症者，最费心治，不可不知。南方地土热，除桂不用。

柴胡　黄芩　半夏　甘草　猪苓　泽泻　白术　茯苓　官桂　人参

上每服八钱，水一钟半，姜三片，枣一枚，煎八分，不拘，温服。浑再煎服，服二三服，可见明白。有汗，不可与之。

青皮饮　治疟，寒多热少，热多寒少，悉皆治之。一方加山楂子、陈皮。

柴胡　黄芩各一钱五分　半夏　甘草各一钱　茯苓　白术各一钱　草果寒多一钱，热多五分　厚朴七分　青皮一钱三分

---

① 腹：疑衍。

② 台芎：《本草纲目》"芎䓖"条下云："出天台者，为台芎。"

加知母、石膏。

上每服七八钱，姜三片，煎八分，不拘，通口服。

忌油腻、生冷、瓜果。服五六服，可截便截。

柴胡羌活汤　治疟症夜发，阴经受病，此方治之。

羌活　柴胡　防风　黄芩　半夏　甘草

无汗加麻黄，有汗加桂枝。本方加桃仁泥。

每服水一钟，姜三片，煎七分，不拘，温服，到^①渣，再服。

二术^②散　调理脾胃，脾胃健，自然而愈。

柴胡　白术各一钱半　苍术一钱。以上三味，疟必用之　干葛一钱三分　陈皮七分　甘草五分

若一日一发，及午前者，邪在阳分^③，加枯芩^④、茯苓、半夏各一钱。热甚头痛，加川芎、软石膏^⑤各一钱。口渴加石膏、知母、麦门冬各一钱。

间日或三日发，午后^⑥或夜发者，邪入阴分，加芎、归、芍药、地黄、知母炒各一钱，红花、酒炒黄柏、升麻各四钱，提起阳分，方可截。

间一日，连发三日，或^⑦午后发，或夜发，或日夜各发者，

①　到：通"倒"。

②　术：原作"木"，据文义改。查此方见于《明医杂著》卷二，原无方名。

③　分：原作"公"，形近而误，据《明医杂著》卷二改。

④　枯芩：原作"枯苓"，"芩""苓"形近而讹。据《明医杂著》改。枯芩即枯黄芩。肖校本则认为"枯"字误，将此药改为"猪苓"，未详所据。

⑤　软石膏：即生石膏。

⑥　午后：原作"后午"，据《明医杂著》卷二乙转。

⑦　或：原作"发"字，据《明医杂著》卷二改。

気血俱病，加人参、白茯苓各一钱以补气，四物汤以补血。

阳疟多汗，用参、芪、白术以敛之，无汗，柴胡、二术、黄芩、干葛以发之。阴疟多汗，用川归、芍药、地黄、黄芪、黄柏以敛之，无汗，柴胡、苍术、川芎、红花、升麻发之。故曰：有汗者要无汗，扶正气为主；无汗者要有汗，散邪为主。

若胃弱食少，或服①药伤脾胃食少者，加人参一钱半，酒炒芍药、麦芽各一钱。

若伤食，痞闷，或食积者，加神曲、麦芽、枳实各一钱②，黄连五分。有痰，加姜制半夏、南星、枳实各一钱半，连、芩③各五分。

若欲截之，加槟榔、黄芩、青皮、常山各一钱，乌梅三个。

若日久虚弱④，寒热不多，或无寒⑤但微热者，邪气乙⑥无，只用八物汤加柴胡、黄芩、黄芪⑦、陈皮，滋补血气，自然平伏。

瘅疟方⑧

瘅疟，寒热往来，以半夏、柴胡、知母、苍术、黄芩、葛

---

① 服：《明医杂著》卷二此后多一"截"字。
② 各一钱：《仁斋直指》作"炒，各二钱"。
③ 芩：原作"苓"，当作芩。《明医杂著》卷二此处作"黄芩（炒）、黄连各六分"。
④ 弱：《明医杂著》卷二作"疟"。
⑤ 寒：原作"蜜"，据《明医杂著》卷二改。
⑥ 乙：通"已"。《明医杂著》卷二作"已"。
⑦ 黄芪：《明医杂著》卷二无。
⑧ 瘅疟方：原书无方名，为便于索引补。

根、陈皮、川芎各一钱，甘草、乌梅肉各一钱，姜水煎。

疟久[1]者，加人参一钱半，川归一钱。汗者，去苍术，加白术、酒芍药各一钱半。

疟后变成痢疾[2]，从虚治，故用补脾胃药，缩砂、炒芩连、木香、陈皮、川归各一钱，白术钱半，芍药三[3]钱，姜水煎。

星露饮 治久疟不愈。

常山二钱半　槟榔一个　草果一个　南星半钱　甘草上[4]　青皮五钱　陈皮五分　茯苓同上　知母一钱

上作一服，水二钟，酒一钟，姜一片，黑豆四十九粒，煎至一钟，就罐向星月下露一夜，次日早五更发未时[5]，空心冷服。

疟药 治疟有效，五月至九月可用。风、暑、疟三证。

常山　草果　槟榔　干葛　陈皮　甘草　香薷　香苏　薄荷　荆芥　厚朴　香附　扁豆

上等分，水煎，未来先服。

截疟方

常山多　陈皮　槟榔等分　甘草　知母各少　乌梅一个

上酒水各半碗，煎至七分，露一宿，次日早，盪[6]温服。

---

① 久：原作"人"，据《医学集成》改。
② 疾：原作"痰"，形近而误，据文义改。
③ 三：《医方集成》作"二"。
④ 上：指同前药剂量。
⑤ 发未时：疑作"未发时"。
⑥ 盪：同"烫"。

截疟至妙方

常山_{三钱五分}　枳壳_{二钱五分}　槟榔_{一钱五分}　乌梅_{一个}

上作一服，水八分，酒七分，共碗半，煎至八分，未来先服。或吐或泻，俱好。

痢方　治痢疾之法。夏秋人患痢疾者，先因患伤寒，饮冷不节，变成痢疾。有困感暑，泄泻，遂成下痢脓血，或如鱼脑，或白或赤，脐腹疼痛，里急后重，日夜无度。用子和之法，通因通用，大承气汤主之。

枳实　厚朴　大黄　芒硝　甘草_炒

上依法，煎二三服，服之。

荆黄汤　退后用此调理。

黄连　枳壳　荆芥_{等分}

上用水煎，服二三服。

六神汤　治痢要药，助脾消积，极效。

枳壳　黄连　茯苓　神曲　麦芽　木香

上为散，或调或煎。白痢，木香多着①。赤痢，黄连多着。红白一般多，平等用之。

六神汤　治赤痢，腹痛，或下纯血。

黄连_{去须，炒}　车前子_{各二两}　地榆　山栀子　甘草_{炙，各五}_钱　陈皮_{汤浸，去白，焙}②

---

① 着：用也。下同。
② 焙：此处无分量，《奇效良方》中六神汤有"一两"2字。

上剉，每服^①五钱，以浆水一盏半，煎八分，空心服下。

三奇散　治痢后里急后重。

枳壳　黄芪　防风

上等分为末，每服二钱，蜜汤调下，米饮亦可。

又方　治里急后重

好蛤粉　穿山甲_炒

上等^②分为末，每服一钱，空心，用好酒调服。

如圣散^③　治一切痢疾，无问久新，或赤或白，或赤白相杂，日夜无度^④，悉能治之。

当归　地榆　砂仁　石脂赤　陈皮　石榴皮　诃子肉^⑤罂粟壳　干姜　甘草

上为粗末，每三钱，水一盏半，入陈霜梅一个，煎至七分，去滓。赤痢，冷服。白痢，热服。赤白痢，温服。年高、妊娠、小儿皆可服。忌生冷、油腻物。

六神散　治泻痢赤白，腹痛不可忍，痢久不止者。

御米壳^⑥_{蜜炙，一两}　青皮_{去白}　陈皮_{去白}　乌梅肉　干姜各五钱。炮^⑦　甘草_{炙，三钱}

上件每服四钱，水一盏半，乳香一粒，同煎至六分，去滓，

---

① 服：此后原衍"每服"二字，据《奇效良方》删。

② 上等：二字原在上行，据文义改。

③ 如圣散：《奇效良方》作"治痢如圣散"。此方无分量，《奇效良方》载"各等分"。

④ 度：原脱，据《奇效良方》补。

⑤ 肉：原作"禹"，据《奇效良方》改。

⑥ 御米壳：罂粟壳之异名。下同。

⑦ 炮：原作"�"，形近而误，据《奇效良方》改。

温服。食前，日进二服。一方无乳香①。赤痢，冷服。白痢，热服。花痢，温服。一方无干姜。

断痢散　治痢，腹痛久不瘥②。

肉豆蔻　干姜炮　丁香各二钱半　诃子去核　甘草炙　陈皮各一两　御米壳去蒂，蜜炙③，二两

上每服二钱半，水一钟，乳香一粒，粟米百粒，同煎至七分，去滓，温服，食前。霍乱吐泻，冷水服。

秘方养脏汤　治五色痢，经验。

陈皮去白　枳壳去瓤　黄连去须　乌梅去核　南木香　杏仁去皮、尖　厚朴去粗皮，姜汁炒　甘草各④五钱⑤

上锉散，五色痢，黑豆、枣子煎服。红痢，生地黄、春茶、甘草节煎服。五色痢久不效，加龙骨、赤石脂、人参、芍药各一两，为末，为丸蜜，乌梅甘草汤下⑥，粟米饮亦可，立效。

地榆散　治大人、小儿脾胃气虚，冷热⑦不调，下痢脓血，赤多白少，或纯下鲜血，里急后重⑧，小便不利。

地榆炒　干葛各四钱　干姜炮，一钱　当归去芦　茯苓去皮　赤芍药各三钱　甘草二钱　粟壳蜜炙，六钱

---

① 香：原脱，据《奇效良方》补。
② 治痢，腹痛久不瘥：《奇效良方》作"治一切泻痢腹痛，久不瘥"。
③ 炙：《奇效良方》作"炒"。
④ 各：原脱，据《奇妙良方》补。
⑤ 五钱：此后《奇妙良方》尚有"罂粟壳去蒂、瓢，蜜炒，一两"。
⑥ 下：原脱，据《奇效良方》补。
⑦ 热：原脱，据《新刊袖珍方》补。
⑧ 重：此后原衍"重"字，据文义删。

上为细末，每服二钱，用温热水调下，不拘时服①。

阿胶梅连丸　治下痢，无问久新，赤、白、青、黑、疼痛等证。

阿胶蛤粉炒，别研②　乌梅肉　赤芍药　黄柏去皮，锉③　黄连去须　干姜炮　赤茯苓　当归各等分

上为末，入阿胶研匀，水和为丸，如梧桐子大。每服④五六十丸，空心，用米饮汤下。

附　霍乱　吐泻转筋，日间感冷，夜间感热，邪气正气，两不分别，或转筋入腹，欲死者。

六和汤　治心脾不调，气不升降，霍乱转筋，呕吐泄泻，寒热大⑤作，痰喘咳嗽，胸膈痞满，头目昏痛，肢体浮肿，嗜卧倦怠，小便赤涩，并伤寒阴阳不分，冒⑥暑伏热烦闷，或成痢疾，中酒烂燥阳畏食⑦，妇人胎前、产后，并皆治之。

缩砂仁　半夏汤炮七次　杏仁去皮、尖　人参　甘草炙。各⑧一两　赤茯苓去皮　藿香叶去尘⑨　木瓜二⑩两　白扁豆姜汁炒　香

---

① 服：此后《新刊袖珍方》有"若下痢纯白及紫黑血，并肠滑不禁者，不可服之"。

② 研：原作"妍"，据《奇效良方》改。

③ 锉：此后《奇效良方》有"炒"字。

④ 服：原脱，据《奇效良方》补。

⑤ 大：《太平惠民和剂局方》作"交"。

⑥ 冒：原作"胃"，据《太平惠民和剂局方》改。

⑦ 中酒烂燥阳畏食：《太平惠民和剂局方》作"中酒烦渴畏食"。

⑧ 炙，各：原作"多"，据《太平惠民和剂局方》改。

⑨ 尘：原作"主"，据《太平惠民和剂局方》改。

⑩ 二：此字前，《太平惠民和剂局方》有"各"字，且白扁豆在木瓜之前，即分量同为二两。

薷　厚朴姜汁略炒。各四两

上每服一两，水二钟，姜三片，枣一枚，煎至一盏，温服。

椒豆汤　诸药不效，霍乱、吐泻欲死者。

六①豆四十九粒　胡椒四十九粒

二味擂烂，新井冷水半碗，滚水半碗，共调服，立效。

七气汤　治七气郁结，五脏之间互相刑克，阴阳不和，挥霍变乱，吐利交作。

半夏汤炮，五两　厚朴姜制，各三两　白芍药　茯苓去皮，四两　紫苏叶　橘皮各二两　桂心三②　人参去芦，一两

上每服四钱，水一盏，姜七片，枣一枚，煎，热服。

四生汤　治霍乱吐泻，但一点胸气存者，服之回生。

陈皮去白　藿香去土

上等分，每服一两，水二钟，煎至一钟，去滓，不拘服。

木瓜汤　治霍乱，吐泻，转筋，扰闷。

酸木瓜一③两　茴香二钱半，微④炒　吴茱萸洗⑤，七次　甘草炙，二钱⑥

上每服四钱，姜五片，加紫苏叶⑦，空心，煎服。

---

① 六：疑当作"绿"，音近而讹。
② 三：此后疑脱"两"字。
③ 一：《新刊袖珍方》作"二"。
④ 微：原脱，据《新刊袖珍方》补。
⑤ 洗：此后《新刊袖珍方》有"炒"字。
⑥ 钱：《新刊袖珍方》作"两"。
⑦ 叶：《新刊袖珍方》后有"十叶"2字。

治疟方 ①

治疟疾。服药，寒热转大者，知太阳、阳明、少阳三阳合病。

甘草　人参　黄芩各四钱半　半夏四钱　柴胡一两二钱　石膏　知母各五钱　桂枝二钱一分

上细切，生姜、枣子同煎温，疟疾俟发日早服。

四时伤寒伤风方法

冬三月发表

十神汤　治伤寒，先发寒，后发热，头疼，浑身疼痛，口渴。此药不问阴阳二证，并皆治之，发汗解表。

紫苏　干葛各二两　香附　麻黄　甘草　白芷　川芎　陈皮　赤芍　升麻各半两

上每服六钱，水二钟，生姜三片，葱白三根，同煎至一钟，去滓，不拘时，热服，出汗为度。

升麻发表汤　即麻黄汤，自有加减法。

治冬月正伤寒。头痛发热，恶寒脊②强，浮脉紧，无汗，为表症。此足太阳膀胱经受邪，当发汗。以头如斧劈，身如火炽者，宜用此汤。

麻黄　桂枝　甘草　杏仁　升麻　川芎　防风　白芷

---

① 治疟方：原无方名，为便于索引补。

② 脊：原作"春"，形近而误，据《伤寒六书·杀车槌法卷之三·秘用三十七方就注三十七槌法》改。

羌活

本经发热恶寒①，头痛，无汗而喘者，本方加干葛，去升麻。

本经发热恶寒，身体痛者，本方②加苍术、芍药，去杏仁。

本经恶寒发热，身痒面赤者，不得小便③出故也。本方去白芷、升麻④、杏仁，加柴胡、芍药。

本经头痛，发热恶寒，胸中饱闷者，本方加枳壳、桔梗。

本经感寒深重，服汤不作汗者，宜再服，至二三剂而汗不出者，死。

本经汗后不解者，宜再服，量症轻重，用麻黄、升麻，分多寡为当。

水二钟，姜三片，葱白三⑤茎，加江西淡豆豉一撮，煎之，热服，取汗有神，宜厚被覆首。凡中病即止，不得多服，多则反加别病矣。

疏邪实表汤　即桂枝汤，自有加减法。

治冬月正伤风。头痛发热，恶寒脊强，脉浮缓，自汗，为表症。此足太阳膀胱经受邪，当实表散邪。无汗者，不可服。

---

① 寒：原脱，据《伤寒六书·杀车槌法卷之三·秘用三十七方就注三十七槌法》改。

② 本方加干葛……本方：原脱，据《伤寒六书·杀车槌法卷之三·秘用三十七方就注三十七槌法》补。

③ 便：《伤寒六书·杀车槌法卷之三·秘用三十七方就注三十七槌法》作"汗"。

④ 升麻：《伤寒六书·杀车槌法卷之三·秘用三十七方就注三十七槌法》无二字。

⑤ 三：《伤寒六书·杀车槌法卷之三·秘用三十七方就注三十七槌法》作"二"。

桂枝　芍药　甘草　防风　川芎　羌活　白术

如汗不①止，加黄芪。喘，加柴胡、杏仁。胸中饱闷，加枳壳、桔梗。

水二钟，姜三片，枣一②枚，加胶饴二匙煎之，温服。

---

① 不：原脱，据《伤寒六书·杀车槌法卷之三·秘用三十七方就注三十七槌法》补。

② 一：《伤寒六书·杀车槌法卷之三·秘用三十七方就注三十七槌法》作"二"。

卷之四

长沙张仲景先生伤寒方

消斑青黛饮

治热邪传里，里实表虚，血热不散，热气来①于皮肤而为斑也。轻则如疹子，重则如锦纹，重甚则斑烂皮肤。或本属阳，误投热药，或当下不下，或下后未解，皆能致此，不可发汗，重令开泄，更加斑烂也。然而斑之方萌，与蚊迹相类，发斑多见于胸腹，蚊迹只在于手足。阳脉洪大，病人昏愦，先红后赤者，斑也。脉不洪大，人自静，先红后黄者，蚊迹②也。其或大便自利，怫③郁气短，燥屎不通，又如果实④靥者，卢医⑤复生，不能施其巧也。凡汗下不解，足冷耳聋，烦闷咳呕，便是发斑之候。

　　黄连　甘草　石膏　知母　柴胡　玄参　生地⑥黄　山

---

　　① 来：《伤寒六书·杀车槌法卷之三·秘用三十七方就注三十七槌法》作"乘"。

　　② 迹：原缺，据《伤寒六书·杀车槌法卷之三·秘用三十七方就注三十七槌法》补。

　　③ 怫：原本作"憪"，据《伤寒六书·杀车槌法卷之三·秘用三十七方就注三十七槌法》改。

　　④ 实：《伤寒六书·杀车槌法卷之三·秘用三十七方就注三十七槌法》无此字。

　　⑤ 卢医：春秋时名医扁鹊的别称。

　　⑥ 地：原缺，据《伤寒六书·杀车槌法卷之三·秘用三十七方就注三十七槌法》补。

栀　犀角　青黛　人参

大便实者，去人参，加大黄。

上，水二钟，姜一片，枣二枚，煎之。临服入苦酒一匙调服。

生地芩连汤

此汤治鼻衄成流，久不止者，或热毒入深，吐血不止者，宜用。

黄芩　山栀　桔梗　甘草　生地①黄　黄连②　柴胡　川芎　芍药　犀角_{如无，升麻代之}

外用劫法③：水纸搭④于鼻冲⑤。

如去血过多，错语失神，撮空闭目，不知人事者，同治法。

水二钟，枣二枚，煎至八分。临服入茅根捣汁磨京墨调饮。如无茅根，以藕捣汁亦可。

加味犀角地黄汤

此汤治烦燥，漱水不下咽者，属上焦有瘀血，宜用。

---

① 地：原缺，据《伤寒六书·杀车槌法卷之三·秘用三十七方就注三十七槌法》补。

② 黄连：《伤寒六书·杀车槌法卷之三·秘用三十七方就注三十七槌法》无此药。据方名当有。

③ 劫法：指劫病法，《伤寒六书》常指治标的对症治法。

④ 搭：原作"拾"，据《伤寒六书·杀车槌法卷之三·秘用三十七方就注三十七槌法》改。

⑤ 冲：原作"中"，据《伤寒六书·杀车槌法卷之三·秘用三十七方就注三十七槌法》改。鼻冲，为曲差穴别名；又地方方言称鼻梁为鼻冲，参见《上海西南方言词典》。此处当指"鼻梁"。《普济方·诸血门》治鼻衄"出血不止"，"用纸三四层，冷水浸透，搭鼻梁及项颈二处，干则再用浆水浸湿，血即止"，与本条意同。

犀角　生地黄　牡丹皮　芍药　甘草　桔梗　陈皮　红花　当归

水二钟，姜三①片，煎之。临服入生藕节汁三匙温服。

回阳救急汤

即四逆汤，本方自有加减法。

治寒邪直中阴经真寒证，初病起，无身热，无头疼，止则②恶寒，四肢厥冷，战栗腹疼，吐泻不渴，引衣自盖③，蜷卧沉重，或手指甲唇青，或口吐涎沫，或至无脉，或脉来沉迟而无力者，宜用。

熟附子　干姜　人参　甘草　白术　肉桂　陈皮　五味子　茯苓　半夏

呕吐涎沫，或有小腹痛，加炒盐茱萸。

无脉者，加猪胆汁一匙。

泄泻不止，加升麻、黄芪。吐呕不止，加姜汁。

水二钟，姜二④片，煎之。临服入麝香三厘调服。中病，以手足温和即止，不得多服，多⑤则反加别病矣。

---

①　三：《伤寒六书·杀车槌法卷之三·秘用三十七方就注三十七槌法》作"二"。

②　止则："止"通"只"。《伤寒六书·杀车槌法卷之三·秘用三十七槌法》无"则"字。

③　盖：原作"卧"，据《伤寒六书·杀车槌法卷之三·秘用三十七槌法》改。

④　二：《伤寒六书·杀车槌法卷之三·秘用三十七方就注三十七槌法》作"三"。

⑤　多：原无，据《伤寒六书·杀车槌法卷之三·秘用三十七方就注三十七槌法》补。

如后止，可用前理中汤^①加减治之，无妨。

回阳反本汤

此汤治阴盛格阳，阴极发燥，微渴面赤，欲坐卧于泥水井中，脉来无力，或脉全无欲绝，宜用。

熟附子　干姜　甘草　人参　麦门冬　五味　腊茶　陈皮

面戴阳者，下虚也，加葱七根，黄连少许，用澄清泥浆水二^②钟煎之，临服入蜜五匙，顿冷服，取汗为效。

柴胡百合汤

此汤治瘥^③后昏沉发热，渴而错语失神，及百合、劳复等证。

柴胡　人参　黄芩　甘草　知母　百合　生地^④黄　陈皮

渴，加天花粉。胸中烦热^⑤，加山栀子。有微头疼，加羌活、川芎。呕吐，入姜汁炒半夏。胸中饱闷，加枳壳、桔梗。食伤^⑥者，加枳实、黄连。甚重，大便实者，加大黄。胸中虚烦，加竹茹、竹叶。

---

① 汤:《伤寒六书·杀车槌法卷之三·秘用三十七方就注三十七槌法》作"饮"字。按：该书有"加味理中饮"，注云即理中汤，药物组成为干姜、白术、人参、甘草、肉桂、陈皮、茯苓。

② 二:《伤寒六书·杀车槌法卷之三·秘用三十七方就注三十七槌法》作"一"。

③ 瘥:原本作"产"，据《伤寒六书·杀车槌法卷之三·秘用三十七方就注三十七槌法》改。

④ 地:原缺，据《伤寒六书·杀车槌法卷之三·秘用三十七方就注三十七槌法》补。

⑤ 热:《伤寒六书·杀车槌法卷之三·秘用三十七方就注三十七槌法》作"躁"。

⑥ 伤:《伤寒六书·杀车槌法卷之三·秘用三十七方就注三十七槌法》作"复"。

瘥后干呕，错语失神，呻吟睡不安者，加黄连、犀角。咳喘者，加杏仁、百合，宜加麻黄①。心中惊惕，为血少，加当归、茯神、远志。虚汗者，加黄芪。脾倦，加白术。腹如雷鸣，加煨生姜。劳复时热不除，加葶苈、乌梅、生艾汁。

水二钟，枣二②枚，姜三片，醋炙鳖甲，煎之温服。

如圣饮

治刚柔二痓③，头摇口噤④，身反张，手足挛搐，头面赤，项强急，与瘛疭⑤同治。

羌活　防风　川芎　白芷　柴胡　芍药　甘草　当归　乌药　半夏　黄芩

有汗是柔⑥痓，加白术、桂枝。无汗是刚痓，加麻黄、苍术。口噤咬牙者，如大便实者，加入大黄利之。

水二钟，姜三片，煎之。临服入姜汁、竹沥，温服。

温经益元汤

白术一碗，煎八分，温服⑦。

---

①　黄：《伤寒六书·杀车槌法卷之三·秘用三十七方就注三十七槌法》作"连"。

②　二：《伤寒六书·杀车槌法卷之三·秘用三十七方就注三十七槌法》作"一"。

③　痓：指筋脉痉挛、强直的病证。

④　噤：原作"禁"，据《伤寒六书·杀车槌法卷之三·秘用三十七方就注三十七槌法》改，本条下同。

⑤　瘛疭（chì zòng）：指手脚痉证，可见手足伸缩交替，或抽搐、搐搦等症状。

⑥　柔：原作"柒"，据《伤寒六书·杀车槌法卷之三·秘用三十七方就注三十七槌法》改。

⑦　白术……温服：《伤寒六书·杀车槌法卷之三·秘用三十七方就注三十七槌法》无此句。

治因汗后大虚，头眩，振振欲擗地，并肉瞤筋惕，及因发汗太多，卫虚亡①阳，汗不止，或下后利不止，身疼痛者，并皆治之。

熟地黄　人参　白术　黄芪　甘草　芍药　当归　生地②黄　茯苓　陈皮　肉桂　附子③

如饱闷，加枳壳，去地黄。如瘦人，去芍药。有热，去附子。利不止，加炒白术、升麻、陈壁土，去归、地。呕者，加姜汁制半夏。渴者，加天花粉。汗后恶风④，属表虚，去附子、肉桂、生地黄，加桂枝、胶饴即米糖。

水二钟，姜三片，枣一枚，加糯米一撮煎之，温服。

逍遥散

治有患伤寒，瘥后血气未平，劳动助热，复还于经络，因与妇人交接，淫欲而复发，不易有⑤病者，谓之劳复。因⑥交接淫欲，而无病人反得病者，谓之阴阳易。余曾见舌出数寸而死者，多矣。此症最难治，必宜此汤。

① 亡：原作"虚"，据《伤寒六书·杀车槌法卷之三·秘用三十七方就注三十七槌法》改。

② 地：原缺，据《伤寒六书·杀车槌法卷之三·秘用三十七方就注三十七槌法》补。

③ 附子：原缺，《伤寒六书》同。因后面加减法中提到"去附子"，《伤寒六书》人民卫生出版社整理本校者将其补入，本书从之。

④ 风：《伤寒六书·杀车槌法卷之三·秘用三十七方就注三十七槌法》此字后多一"寒"字。

⑤ 有：诸书同。按文义，疑当作"其"。

⑥ 因：原作"内"，据《伤寒六书·杀车槌法卷之三·秘用三十七方就注三十七槌法》改。

人参　知母　竹青<small>卵缩腹痛倍加①</small>　黄连　甘草　滑石　生地②　黄　韭根　柴胡　犀角

水二钟，枣一③枚，姜三片，煎之，临服入烧裈裆末一钱半调服。有黏汗为效，不黏汗出再服。以④小水利、阴头肿即愈。

升阳散火汤

此汤治有患人叉手冒⑤胸，寻衣摸床，谵语昏沉，不醒人事，俗医不识，见病呼为风症，而因风药误人死者，多矣。殊不知肝⑥热乘于肺金，元气虚不能自主持，名曰撮空证。小便利者，可治，小便不利者，不可治。

人参　当归　柴胡　芍药　黄芩　甘草　白术　门冬⑦　陈皮　茯神

有痰⑧，加姜汁炒半夏。大便燥实，谵语发渴，加大黄。泄

---

①　卵缩腹痛倍加：原为正文大字，且与后"黄连"相连。《伤寒六书·杀车槌法卷之三·秘用三十七方就注三十七槌法》中，六字为小字，属于"竹青"之下，据改。

②　地：原无，据《伤寒六书·杀车槌法卷之三·秘用三十七方就注三十七槌法》补。

③　一：《伤寒六书·杀车槌法卷之三·秘用三十七方就注三十七槌法》作"二"。

④　以：此字后原衍"水"字，参《伤寒六书·杀车槌法卷之三·秘用三十七方就注三十七槌法》删。

⑤　冒：盖蒙，覆盖。

⑥　肝：原作"汗"，《伤寒六书》同。《伤寒六书》人民卫生出版社整理本校者改作"肝"，本书从之。

⑦　门冬：《伤寒六书·杀车槌法卷之三·秘用三十七方就注三十七槌法》作"麦门冬"。

⑧　痰：原本作"疾"，据《伤寒六书·杀车槌法卷之三·秘用三十七方就注三十七槌法》改。

漏者，加升麻、炒白术。

水二钟，姜三片，枣一①枚。入金首饰，煎之热服。

再造散

治患头疼发热，项脊强，恶寒无汗，用发汗药二三剂，汗不出者。医不识此证，不论时令，遂以麻黄重药及火劫取汗，误人死者，多矣！殊不知阳虚不能作汗，故有此证，名曰无阳证。

黄芪　人参　桂枝　甘草　熟附　细辛　羌活　防风　川芎　煨生姜

夏月，加黄芩、石膏。冬月，不必加。

水二钟，枣一②枚，煎至一钟，再加炒芍药一撮，煎三沸，温服。

黄龙汤

治有患心下硬痛，下利纯清水，谵语发渴，身热。凡医不识此证，但见下利，为漏底伤寒，而便用热药止③之，就如抱薪积火，误人死者，多矣！殊不知此因热邪传里，胃中④燥屎

---

① 一:《伤寒六书·杀车槌法卷之三·秘用三十七方就注三十七槌法》作"二"。

② 一:《伤寒六书·杀车槌法卷之三·秘用三十七方就注三十七槌法》作"二"。

③ 止：原作"正"，据《伤寒六书·杀车槌法卷之三·秘用三十七方就注三十七槌法》改。

④ 胃中：原作"冒半"，据《伤寒六书·杀车槌法卷之三·秘用三十七方就注三十七槌法》改。

结实，此利非内寒而利，乃日逐①自②饮汤药而利也，宜急下之，名曰结热利证。身有热者，宜用此汤。身无热者，用前六乙顺气汤。

大黄　芒硝　枳实　厚朴　甘草　人参　当归

年老气血虚，去芒硝。

水二钟，姜三片，枣子二枚，煎之。后再加桔梗，一沸，热服为度。

调荣养卫汤

即补中益气汤。本方自有加减法，治有患头痛，身热恶寒，微渴，溅然汗出，身作痛，腿酸疼，无力沉倦，脉空浮而无力。时医不识，因见头疼，恶寒发热，便呼为正伤寒，而大发③其汗，所以轻变重而害人者，多矣。不知劳力内伤气血，外感寒邪，宜少辛甘温之剂则愈，名曰④劳力感寒⑤证。故经云：劳者温之，损者温之。温能除大热，正此谓也。有下证者，大柴胡下之则缓。

人参　黄芪　当归　生地黄　川芎　柴胡　陈皮　甘草　细辛　羌活　防风　白术

---

① 日逐：每天。原作"日遂"，据《伤寒六书·杀车槌法卷之三·秘用三十七方就注三十七槌法》改。

② 自：《伤寒六书·杀车槌法卷之三·秘用三十七方就注三十七槌法》无此字。

③ 发：此后原衍"热"字，据《伤寒六书·杀车槌法卷之三·秘用三十七方就注三十七槌法》删。

④ 曰：原作"四"，据《伤寒六书·杀车槌法卷之三·秘用三十七方就注三十七槌法》改。

⑤ 寒：原作"参"，据《伤寒六书·杀车槌法卷之三·秘用三十七方就注三十七槌法》改。

元气不足者，加升麻少许，须知元气不足者，至阴之下求其升。口渴，加天花粉、知母。喘嗽，加杏仁，去升麻。汗不止，加芍药，去升麻、细辛。胸中烦热，加山栀子、竹茹。干呕者，加姜汁炒半夏。胸中饱闷，加枳壳、桔梗，去生地黄、甘草、黄芪、白术少许。痰盛者，加瓜蒌仁、贝母，去防风、细辛。腹痛，去芪、术，加芍药、干姜和之。有①因血郁内伤有痛处，或大便黑，加桃仁、红花，去芍药、羌活、防②、黄芪、白术。甚者，加大黄，下尽瘀③血则愈。后撮本方去大黄调理。

水二钟，姜三片，枣二枚，入葱白二④茎，煎之温服。

导赤各半汤

治患伤寒后心下不硬，腹中不满，大小便如常，身无寒热，渐变神昏不语，或睡中独语一二句，目赤唇焦，舌干不饮水，稀粥与之则嗛⑤，不与则不思，形如醉人。医流不诚⑥，而误人者，多矣。殊不知热传手少阴心也，心火上逼肺，所以神昏，名曰越经证。

---

① 有：《伤寒六书·杀车槌法卷之三·秘用三十七方就注三十七槌法》作"其"。

② 防：指防风。原作"仿"，据《伤寒六书·杀车槌法卷之三·秘用三十七方就注三十七槌法》改。

③ 瘀：原作"痰"，据《伤寒六书·杀车槌法卷之三·秘用三十七方就注三十七槌法》改。

④ 二：《伤寒六书·杀车槌法卷之三·秘用三十七方就注三十七槌法》作"一"。

⑤ 嗛：同"嗛"，咽也。

⑥ 医流不诚：《伤寒六书·杀车槌法卷之三·秘用三十七方就注三十七槌法》作"庸医不识"。

黄连　山栀　黄芩　滑石　甘草　知母　犀角　茯神　麦门①　人参

水二钟，姜、枣煎之，加灯心②一握，煎沸，热服。

益元汤

治有患身热，头疼全无，不烦，便作躁闷，面赤，饮水不得入口。庸医不识，呼为热症，而用凉药，误死者多矣。殊不知元气虚弱，是无根虚火泛上，名曰戴阳证。

熟附　甘草　干姜　人参　五味③　麦门冬　黄连　知母　葱　艾

水二钟，姜一片，枣二枚，煎之④，临服，入童便三匙，顿冷服。

桂苓饮

治有患初得病无热，狂言⑤，烦躁不安，精采不与人相当⑥。医术⑦不识，呼为发狂⑧，误用下药死者，多矣。殊不知因热结

---

① 麦门：指麦门冬。

② 灯心：即灯心草，下同。

③ 五味：即五味子，下同。

④ 之：原作"至"，据《伤寒六书·杀车槌法卷之三·秘用三十七方就注三十七槌法》改。

⑤ 狂言：《伤寒六书·杀车槌法卷之三·秘用三十七方就注三十七槌法》作"谵语"。

⑥ 当：原作"常"，据《伤寒六书·杀车槌法卷之三·秘用三十七方就注三十七槌法》改。

⑦ 医术：《伤寒六书·杀车槌法卷之三·秘用三十七方就注三十七槌法》作"庸医"。

⑧ 发狂：《伤寒六书·杀车槌法卷之三·秘用三十七方就注三十七槌法》作"狂发"。

膀胱，名曰狂如①证。

猪苓　泽泻　桂枝　甘草　白术　知母　黄柏　山栀　苏叶②

水二钟，姜三片，煎至一钟。再加滑石末一钱，煎三沸，温服，取微汗为效。

当归活血汤

治有患③头疼，无恶寒，止则身热发渴，小水利，大便黑，口出无伦语。医者④不识，呼为热证，而用凉药⑤误人，多矣。殊不知内传心脾二经，使人昏迷沉重，故名挟血如见祟。

当归　赤芍　甘草　红花　桂心　干姜　枳壳　生黄　人参　柴胡　桃仁泥

服三贴，去桃⑥仁、红花、干姜、桂心，加白术、茯苓。

水二钟，姜一片，煎之，入酒三匙，调服。

加味导痰汤

治有患憎寒壮热，头痛，昏沉迷闷，上气喘急，口出涎沫。

---

①　狂如：《伤寒六书·杀车槌法卷之三·秘用三十七方就注三十七槌法》作"如狂"。

②　苏叶：《伤寒六书·杀车槌法卷之三·秘用三十七方就注三十七槌法》作"蕲叶"。按：远志一名蕲苑，蕲叶或指远志叶。

③　患：《伤寒六书·杀车槌法卷之三·秘用三十七方就注三十七槌法》此字后多"无"字。

④　医者：《伤寒六书·杀车槌法卷之三·秘用三十七方就注三十七槌法》作"庸医"。

⑤　药：《伤寒六书·杀车槌法卷之三·秘用三十七方就注三十七槌法》作"剂"。

⑥　桃：原作"梅"，据《伤寒六书·杀车槌法卷之三·秘用三十七方就注三十七槌法》改。

庸医不识，皆为伤寒治之，误人多矣。殊不知此因内伤七情，以至痰迷心窍，神不守舍，神出舍空，空则痰生也，名曰挟^①痰如鬼祟。痰证类伤寒，与此同治之法。

茯苓　半夏　南星　枳实　黄芩　白术　陈皮　甘草　桔梗　黄连　瓜蒌仁　人参

年力壮盛，先用吐痰法，次服此汤。

水二钟，姜三片，枣二枚，煎之，临服姜、竹沥汁温服。

加减调^②中饮

治食积类伤寒，头疼，发热恶寒，气口脉紧盛，但身不痛，此与为异耳。经云：饮食自倍，肠胃乃伤。轻则消化，重则吐下，此良法也。

苍术　厚朴　陈皮　甘草　白术　山查^③　神曲　枳实　草果　黄连　干姜

腹中痛，加桃仁。痛甚，大便实^④，加大黄下之，去山查、草果、神曲、干姜。心中兀兀欲吐者，与干乾^⑤霍乱同^⑥。吐法：用滚水一碗，入盐一撮，皂荚末五分探吐。

---

① 挟：原本无，据《伤寒六书·杀车槌法卷之三·秘用三十七方就注三十七槌法》补。

② 调：原作"胃"，据《伤寒六书·杀车槌法卷之三·秘用三十七方就注三十七槌法》改。

③ 山查：即山楂，下同。

④ 实：《伤寒六书·杀车槌法卷之三·秘用三十七方就注三十七槌法》后多一"热"字。

⑤ 乾：疑为衍文，《伤寒六书·杀车槌法卷之三·秘用三十七方就注三十七槌法》加减调中饮条下无。

⑥ 同：原作"闷"，据《伤寒六书·杀车槌法卷之三·秘用三十七方就注三十七槌法》改。

水二钟，姜一片，煎之。临服入木香磨汁[1]，调饮即效。

加减续命汤

治脚气类伤寒，头疼，身热恶寒，支节痛，便秘呕逆，脚软屈弱，不能转动，但起于脚膝耳。禁用补剂及淋洗。

防风　芍药　白术　川芎　防己　桂枝　甘草　麻黄　苍术　羌活

暑中三阳，所患必热，脉来数，去附子[2]、桂枝、麻黄，加茯苓[3]、黄柏、柴胡。

寒入中三阳，所患必冷，脉来迟，加附子。

起于湿者，脉来弱，加牛膝、木瓜。

起于风者，脉来浮，加毒活[4]。

元气虚，加人参少许。

大便实者，加大黄。

水二钟，枣二枚，姜一片，灯心二十茎，煎之，入姜汁调服。

芩连消毒饮

治天行大头病，发热恶寒，头项肿痛，脉洪，取作痰火治

---

①　汁：原作"汗"，《伤寒六书·杀车槌法卷之三·秘用三十七方就注三十七槌法》作"取汁"，据改。

②　附子：按上方中无此药。《伤寒六书》步月楼本同此，李存济本无此药。

③　茯苓：《伤寒六书·杀车槌法卷之三·秘用三十七方就注三十七槌法》作"黄芩"。

④　毒活：即独活。《伤寒六书·杀车槌法卷之三·秘用三十七方就注三十七槌法》为"独活"。

之，其喉痹者亦然^①，此方治之。

柴胡 甘草 桔梗 川芎 黄芩 荆芥 黄连 防风 羌活 枳壳 连翘 白芷 射干

先加大黄利去一二次，后依本方去大黄，加人参、当归调理。

水二钟，姜三片，煎至一钟，加鼠粘子^②一撮，再煎一沸后，入竹沥、姜汁，调服。

六神通解散

治时行三日^③后，谓之晓^④发，头痛，身热恶寒，脉洪数，先用冲和汤，不愈，后服此汤。

麻黄 甘草 黄芩 石羔^⑤ 滑石 苍术 川芎 羌活 细辛

水二钟，姜三片，入豆豉一撮，葱白三^⑥茎，煎之，热服取汗，中病即止。

---

① 然：《伤寒六书·杀车槌法卷之三·秘用三十七方就注三十七槌法》作"照"。

② 鼠粘子：牛蒡子之别名。

③ 日：《伤寒六书·杀车槌法卷之三·秘用三十七方就注三十七槌法》作"月"。

④ 晓：《伤寒六书·杀车槌法卷之三·秘用三十七方就注三十七槌法》作"晚"。

⑤ 石羔：即石膏，下同。

⑥ 三：《伤寒六书·杀车槌法卷之三·秘用三十七方就注三十七槌法》作"二"。

卷之五

丹溪朱先生气血痰郁四证方

气主方

四君子汤 扶胃降火，补虚固本，主男子用，若女子气虚，亦宜用之。若血虚用此，反耗除①血，须要分别。

人参补中益气五钱 白术扶胃健脾一两

茯苓养心利水一两 甘草和中降火三钱

上咬咀咬咬，咀嚼也，令②人用刀锉代之，每服四钱，水煎，不拘时服。

姜三片，枣一枚，兼有他证，依后加减。

男子虚劳有热，加四物汤。渴加木瓜、干葛、乌梅。吐泻③，加藿香、黄芪、扁豆。心烦口渴，加人参、黄芪。心热，加门④冬、茯神、连⑤肉。潮热往来，加前胡、川芎。腹痛，加军姜⑥、赤芍、官桂。胃冷，加丁香、附子、砂仁。气痛，加茴

---

① 除：当作"阴"。原书有毛笔小字批注，改为"陰"字，形近而讹，可从。

② 令：据文义当作"今"。

③ 泻：原作"血"，据《三补简便验方》改。

④ 门：《三补简便验方》作"麦"。

⑤ 连：《三补简便验方》作"莲"。

⑥ 军姜：干姜之异名，即筠姜，指产于四川筠连县的干姜。下同。

香、玄乎①、当归。有痰，加陈皮、半夏。气虚甚者，加附子，暑月亦加。脾胃虚弱，加交桂②、川当归、黄芪。遍身疼痛，加赤芍、官桂。大腑闭塞，加槟榔、大黄。半身不遂，右边，加竹沥、姜汁。腹胀不思饮食，加砂仁、枳实、白豆蔻。气虚成痿，加苍术、黄芩、黄柏。心烦不定③，加辰砂④、酸枣仁、远志⑤。咳嗽，加桑白皮、五味子、杏仁。暑月病热，口渴，唇干，谵语，脉虚细而迟，加黄芪、川归、芍药、附子。气短，小⑥便利，去茯苓，加黄芪补之。腹中气不转，更加甘草一半。中昏⑦，初昏倒者，掐人中便醒，若气虚加人参、黄芪。有痰，加竹沥、姜汁。久疟，热多寒少不止，加柴胡、薄荷叶、黄芩。病后虚热，加川归、柴胡、升麻。

脾困气短，加砂仁、木香、人参。胸满喘急，加枳实、枳壳、半夏。风壅邪热，加荆芥、黄芩、薄荷。盗⑧汗不止，加黄芪、陈麦面⑨炒。小便不通，加泽泻、木通、猪⑩苓。水泻不止，加木香、诃子、豆蔻。四肢恶寒有热，加麻黄、桂枝。气块，加三棱、莪术、茴香、附子⑪。

---

① 玄乎：即"延胡索"，下同。《三补简便验方》作"玄胡"。

② 交桂：即"官桂"，下同。

③ 定：《三补简便验方》作"安"。

④ 辰砂：即"朱砂"，下同。

⑤ 志：原缺，据墨笔批注及《三补简便验方》补。

⑥ 小：原作"少"，据《脉症治方》改。

⑦ 昏：疑当作"风"。《丹溪心法·中风》："初昏倒，急掐人中至醒，然后用痰药，以二陈汤、四君子汤、四物汤加减用之。"

⑧ 盗：原作"盐"，参墨笔批注改。

⑨ 面：《三补简便验方》作"麸"。

⑩ 猪：原作"株"，墨笔批注改作"猪"，从之。

⑪ 附子：《三补简便验方》作"香附"。

小儿少进乳加止泻，加陈皮、砂仁^①。小儿风痰，加全蝎、白附子、北细辛。小儿疹^②出未成^③者，加干葛、升麻。妇人难产，加射香、白芷、百草霜。以上药味，量病轻重加减用之。

血主方

四物汤　生血去热，补虚益精，主女子用。若男子血虚，亦宜用之。

白芍药　缓中破血，心经药，夏倍用，二两五钱。

熟地黄　滋阴生血，肺经药^④，秋倍用，二两五钱^⑤，男子加此味。

川当归　润中和血，肾经药，冬倍用，二两^⑥。

川芎　清阳，和血行血，肝经药，春天倍用，二两，女子加此一味^⑦。

上为㕮咀，每服三四钱，水煎，食远服。此常服顺四时之气，而有对证不愈者，谓失其辅也。

---

① 小儿……砂仁：此句上方有墨笔批注校改作"小儿进乳，止吐止泻，加陈皮、砂仁"。

② 疹：原作"瘆"，据《三补简便验方》改。

③ 未成：原作"来或"，据《三补简便验方》改。此句上方墨笔批注亦作"小儿疹出未成者"。

④ 滋阴生血，肺经药：此句旁有墨笔批注"如膈上痛，非此不能除，乃通肾经之药"。

⑤ 二两五钱：旁有墨笔批注作"三两半"。

⑥ 润中和血……二两：此句后有墨笔批注："血刺痛非此不能除，乃通肾经之药。"

⑦ 清阳……一味：此句后有墨笔批注"治风，泻肝木也。如血虚颤痛，非此不能除，乃通肾经之药"。

春宜加黄防①，夏宜加黄芩②，秋宜加天门冬，冬宜加桂枝。兼有他证，依后加减。

嗽痰，加桑白皮、杏仁、麻黄。

大便秘，加桃仁、大黄。

血虚腹痛，微汗恶风，加茂桂③。

中风日久用四物汤、活④络丹。

头眩，加羌活、细辛。

虚寒脉微，气难布息，不渴，便清，加干姜、附子。

中湿，身重无力，身冷微汗，加白术、茯苓。

转筋属热，加酒芩⑤、红花、天南星、苍术。

两胁胀满，加枳实、半夏。

小便秘涩，加木通、泽泻。

身上虚痒，加黄芩，调浮萍末一钱。

盗汗有痰作寒热，加姜汁、竹沥。

劳瘵阴虚火动有嗽，加二陈汤，少加黄柏、知母。

阴虚喘嗽，或吐红者，加知母、黄柏、五味、人参、门冬⑥、桑白皮、地骨皮。

发热，烦不安卧，加黄连、栀子。

半身不遂，左边，加桃仁、红花、姜汁、竹沥。

血痢，加阿胶、厚朴、艾叶。

脚气冲心，加炒黄柏。

---

① 黄防：即黄防风，防风的别名。《脉症治方》作"防风"。

② 芩：原作"苓"，据《脉症治方》改。

③ 茂桂：《脉症治方》作"官桂"，下多"倍芍药"三字。

④ 活：墨笔批注在此前加一"吞"字。

⑤ 芩：原作"苓"，据《脉症治方》改。

⑥ 门冬：《脉症治方》作"麦门冬"，此外尚多牡丹皮、款冬花、紫菀三味。

风虚眩运①，加秦艽、羌活。

脱肛血虚者，用本方。

冷气痛四肢②加良姜③、玄乎索④、军姜。

潮热，加黄芩、桔梗。

气虚弱，起则无力而倒，加厚朴、陈皮⑤。

血虚刺痛，五心热，加乌药、官桂⑥。

血虚甚者，加附子，暑月亦加⑦。

腹中气块⑧，加木香、三棱、莪术⑨。

乍寒乍热，加人参、茯苓、青皮⑩。

老人性急作劳，两腿痛，加桃仁、陈皮、牛膝、生甘草，入生姜研潜行散⑪，热饮三四贴而安。

血虚成委⑫，加苍术、黄柏，下补阴丸。

少年患痢，用涩药取效⑬，致痛风⑭叫号，此恶血入经络也，

---

① 眩运，通"眩晕"。

② 冷气痛四肢：《脉症治方》作"四肢冷气痛"。

③ 良姜：即高良姜，下同。

④ 玄乎索：即延胡索，下同。

⑤ 气虚……陈皮：《脉症治方》作"血气虚弱，起则无力而倒，加白术、陈皮、人参"。

⑥ 官桂：此后《脉症治方》尚有"山栀、香附、青皮"。

⑦ 血虚……亦加：《脉症治方》作"血虚甚者，加人参、附子，暑月再加麦门冬、五味子"。

⑧ 腹中气块：《脉症治方》作"腹中积血气块"。所加药物尚有干漆。

⑨ 莪术：此后《脉症治方》有"干漆"。

⑩ 青皮：《脉症治方》作"柴胡"。

⑪ 研潜行散：《脉症治方》无此四字。潜行散即黄柏酒浸为末，入药调服。

⑫ 委：通"痿"。《脉症治方》作"痿"。

⑬ 涩药取效：《脉症治方》作"湿药大过"。

⑭ 风：疑衍。《脉症治方》无此字。

加桃仁、红花、牛膝、黄芩①、陈皮、生甘草煎，入生姜研潜行散②，入少酒饮之，数十帖。

午后嗽，即阴虚，加黄柏、知母、竹沥、姜汁③、天门冬、瓜蒌仁、贝母。

贫劳人，秋深发热，浑身发热，手足皆疼如煆，昼轻夜重，倍加川芎、芍药，加人参、五味子。如喘，手足仍疼，以四物汤，加牛膝、参、术、桃仁、陈皮、甘草、槟榔、生姜，五十④帖。

小便不通，血虚，加四物汤。

咯血，加姜汁、童便、青黛⑤。

性急人，味厚，常⑥服热燥之药，左胁红点痛，必有脓在内，加桔梗、香附子、生姜⑦，煎十余贴。痛处肿，针出脓，再用四物汤调理而安。

疟疾，若间一日连发二日，或日夜各发，加人参、黄芪、白茯苓⑧。

下血有热，加炒山栀、升麻、秦艽、胶珠⑨。如虚热加干

① 芩：原作"苓"，据《脉症治方》改。
② 研潜行散：《脉症治方》无此四字。
③ 竹沥、姜汁：《脉症治方》无此二药。
④ 十：旁有墨笔批注改为"七"。
⑤ 青黛：此后《脉症治方》有"山栀、麦门冬"。
⑥ 常：原作"尝"，据《脉症治方》改。
⑦ 生姜：此后《脉症治方》有"生甘草"。
⑧ 茯苓：《脉症治方》无茯苓，后有"白术、知母、柴胡、青皮"。
⑨ 胶珠：即阿胶珠。

姜、升麻。①

溺血，加牛膝膏。

怔忡恐惕，加痰药。

老人气短，小便不通，加黄芪、人参，吞滋肾丸。

下焦无血，小便涩数，加黄柏、知母、牛膝、甘草梢。

老人因疝疼多服乌、附，发疝淋痛，叫号困惫，加牛膝浓
煎大剂，服之有效。

中风，若血虚，四物汤俱用姜汁炒。有痰，加②竹沥、姜
汁。能食，去竹沥，加荆沥。

转胞，小便闭③，胎妇禀弱，忧闷性急，食厚味，皆能致
之，加参、术、半夏、陈皮、生甘草、生姜，空心饮，探出药，
俟气定，又与至八贴而安。

喉干燥痛，加桔梗、荆芥、黄柏、知母④，立已。

筋骨痛及头痛，脉弦，增寒⑤如疟，加羌活，防风；瘦人
肢肋痛，血虚，同加。

喉疮并痛，血虚，加竹沥。

吐血加炒栀子、童便姜汁。

先吐血后痰，加痰火药。

暴吐血紫块，加清热药。

无子息^①，加附子、肉苁蓉^②。

血气上冲心腹，肋下闷，经水闭，加槟榔^③。

口干烦渴，加麦门冬、干姜、乌梅。

赤白带，腰腿疼痛，加羌活^④、防风。

脐下冷，腹痛，腰脊痛，加玄乎、苦练^⑤炒^⑥。

气冲经脉，月事频，并脐下痛，倍加芍药^⑦。

经事欲行，脐腹绞痛，加玄乎、苦练、槟榔、木香^⑧。

经水过^⑨多，别无他证，加黄芩、白术。

虚劳气弱，喘嗽胸满，多加厚朴制，少加枳实炒^⑩。

经水如黑豆汁，加芩、连^⑪。

经水暴多，加黄芩。

---

① 无子息：《脉症治方》作"妇人下元虚冷，无子息"。

② 肉苁蓉：此后墨笔加字"经水涩少，加葵花"。

③ 槟榔：此前有墨笔批注加"木香"。本条在《脉症治方》有"木香、青皮、乌药、红花"。

④ 羌活：《脉症治方》无羌活，有"白芷、赤石脂、黄柏、苍术、乌药"。

⑤ 苦练：即苦楝，下同。

⑥ 炒：此后《脉症治方》有"木香、吴茱萸、官桂、香附"。

⑦ 芍药：此后《脉症治方》有"加官桂、香附"。

⑧ 经事欲行……木香：本条加药物同《奇效良方》，《脉症治方》则无苦练，另有丹皮、吴茱萸、红花。

⑨ 过：原作"逼"字，《脉症治方》同。形近而讹，参墨笔批注及《奇效良方》改。

⑩ 多加……枳实炒：本条"制""炒"均为大字，当作小字。参《奇效良方》改。《奇效良方》本条："若妇人虚劳气弱，咳嗽喘满，宜厚朴六合：四物汤（四两），厚朴（一两，制），枳实（半两，炒）。"

⑪ 经水……加芩、连：本条同《奇效良方》，而《脉症治方》尚有荆芥穗。

经水少而色红和，筭^①加川当归、熟黄^②。

血积加广茂^③、京棱^④、干漆、官桂^⑤。

经水适来适断，往来寒热者，先以小柴胡去其寒热，后以四物汤调之。如寒热不退，勿服四物汤，是谓变证，来^⑥邪尤扁^⑦不能效也。

胎动加艾叶、附子^⑧、紫苏叶。

妇人厉风，加风药。

渴燥烦，加知母、人参、石膏。

血枯经闭，加桃仁、红花^⑨。

下血过多，加绵黄芪、白术、茯苓、甘草^⑩。

五心烦热，加黄芩、柴胡、百合、地骨皮。

月事前后，加川牛膝、泽兰叶、钟乳粉。

不思饮食，加砂仁、白豆蔻、莲肉。

面色痿黄，加陈皮、香附子、军姜。

---

① 筭：同"算"，意谓在原有基础上适当加量。旁墨笔批注则将"红和筭"校改为"如血者"，亦通。

② 熟黄：旁有墨笔加注插入"地"字，即"熟地黄"。本条加药法同《奇效良方》，而《脉症治方》作"加红花（五分），倍当归、熟地黄"。

③ 广茂：即莪术，下同。

④ 京棱：即三棱，下同。

⑤ 官桂：此后《脉症治方》有"瓦垄子"。

⑥ 来：墨笔批注校改作"表"，可从。

⑦ 扁：疑当作"有"，形近而讹。《奇效良方》："若经水适来适断，或有寒热往来者，先服小柴胡汤，以去其寒热，后以四物汤和之。如寒热不退，勿服四物，是谓变证，表邪犹有，不能效也。"墨笔批注校改作"存"，亦通。

⑧ 附子：《脉症治方》作"香附子"，此外尚有大腹皮、白术、黄芩、枳壳。

⑨ 红花：此后《脉症治方》有"鹿角屑，且倍当归、熟地"。

⑩ 下血过多……甘草：《脉症治方》作"下血过，肌肉黄瘦，加人参、黄芪、白术、茯苓、甘草（少）、官桂（五分）、陈皮（各等分）"。

虚烦不睡，加淡竹叶、石膏、人参。

赤白滞下，加藁本、牡丹皮、川续断。

心气不足，恍惚，加远志①、酸枣仁、辰砂别研。

经水过期者，加参、芪、陈皮、白术、升麻之类。

经水不及期者，血热也，加芩、连之类，肥人兼痰治。

经水紫黑者，有块，血热也，加芩、连、香附之类。

经水行后作疼，气血虚也，加四君子汤。

经水将行而作疼者，加桃仁、红花、黄连、香附子。

崩漏，加荆芥穗，止血效神②。

半产，多在三个月及五个月者，加人参、陈皮、甘草、茯苓、阿胶、艾叶、条芩③。

瘦弱妇人，子宫干涩，加香附子、黄芩之类④。

胎痛，由血少，加香附末、紫苏汤极妙。

贫妇性急，血如注，倦甚，加香附子、侧柏，四服。觉渴，乃服四物汤十余帖。

妇人夏间病热，舌上焦黑，膈间如火，嗽⑤水不咽，两手脉虚微，右手微甚，六七日，谵语撮空，循衣摸床。加黄芪⑥、人参、白术、陈皮、麦门冬、知母、熟附子，连进十帖而安。

----

① 志：原作"智"，墨笔批注校改作"志"，据改。

② 效神：墨笔批注乙转，即"神效"。

③ 加人参……条芩：《脉症治方》无茯苓，多白术。

④ 加香附子……之类：《脉症治方》尚有阿胶、红花。

⑤ 嗽：当作"漱"。本案见于明代龚廷贤《万病回春》，参该书改。

⑥ 芪：原作"茂"，据墨笔批注改。

小儿尾骨病①，加山②药、知母酒③炒，少桂为引④。

痘⑤疮，血虚，加炒芩、连等解毒药。

以上药味量病轻重加之。

痰主方

二陈汤　总治⑥一身之痰。如要上行，加引上药；如要下行，加引下药。

陈皮　和脾消痰温中，去白，一两⑦。

白茯苓　利⑧窍行湿和中，去皮⑨，四钱⑩。

半夏　去湿除痰⑪温中，洗，五钱⑫。

甘草　健胃泻火和中，炙，二钱⑬。

上每服五钱，生姜五片，不拘时服。兼⑭有他证，依投加减。

---

① 病：墨笔批注校改为"痛"。

② 山：原缺，据《脉症治方》补。

③ 酒：原为大字，当为小字。据《脉症治方》改。

④ 药……为引：墨笔批注校改为"炒檗、酒知母，少桂为引"。

⑤ 痘：原作"立"，参《丹溪心法》改。《丹溪心法》："痘疮……血虚者，四物汤中加解毒药。"

⑥ 治：原作"活"，据《脉症治方》卷四改。

⑦ 一两：《脉症治方》作"一钱五分"。

⑧ 利：原作"行"，据墨笔批注及《脉症治方》改。

⑨ 皮：原作"白"，据墨笔批注及《脉症治方》卷四改。

⑩ 四钱：《脉症治方》作"一钱二分"。

⑪ 痰：原作"疫"，据《脉症治方》改。

⑫ 洗，五钱：《脉症治方》作"姜制，一钱二分"。

⑬ 二钱：《脉症治方》作"三分"。

⑭ 兼：原作"前"，据墨笔批注及《脉症治方》改。

风嗽，加细辛、五味、川芎①。

痰厥头痛，倍加半夏②。

食郁有痰，加南星、黄芩③。

痰多，加枳实、南星。

中脘停痰，加砂仁、莪术④。

头眩，加川芎、白芷⑤。

寒热往来，加黄芩、前胡⑥。

口烦，加干葛、乌梅。

眩运，加黄芩、苍术、羌活。

呕逆，加丁香、砂仁⑦。

咳嗽，加桑白皮、五味子。

吐黄水，加丁香、军姜。

脾胃不和，加甘草、砂仁⑧。

心忡怔，加麦门冬⑨。

脾黄，加白术、厚朴、草果⑩。

---

① 加细辛……川芎：《脉症治方》尚有款冬花、贝母。

② 痰厥……半夏：《脉症治方》尚加川芎、石膏。

③ 食郁……黄芩：《脉症治方》无黄芩，有香附、黄连、枳实。

④ 中脘……莪术：《脉症治方》作"中脘停痰不下，作呕，加砂仁、黄连、枳实各八分，姜汁半盏"。

⑤ 头眩……白芷：《脉症治方》尚加天麻。

⑥ 寒热……前胡：《脉症治方》作"寒热往来，属痰，加黄芩八分，柴胡一钱"。

⑦ 呕逆……砂仁：《脉症治方》作"呕逆，属寒，加丁香、砂仁各七分，姜汁一盏"。

⑧ 脾胃……砂仁：《脉症治方》无甘草，多白术、白扁豆。

⑨ 心忡怔……麦门冬：《脉症治方》作"心下怔忡，加麦门冬、枳实、竹茹各等分"。

⑩ 脾黄……草果：《脉症治方》尚加苍术。

胃脘有热，加芩、连各一钱①。

心痛，服药，兼吞酸，加芩、连、白术、桃仁、泽泻、郁李仁。

肥人嘈杂，加抚芎②、苍、白术、栀子。

恶食，胸中有物，加苍、白术、山查、川芎。

闻食气即呕，加砂仁一钱，青皮五分③。

嗽胁痛，加南星、香附子、青黛、姜汁④。

伤寒后，心烦，加枳实、竹沥、连肉。

胃中有热，膈下有痰，加炒栀子、黄连、生姜。

疟乱有宜吐者，用二陈汤探吐或再吐⑤。

鼻塞声重，中寒，加麻黄、黄柏、桔梗、杏仁⑥。

湿证，加酒芩、羌活、苍术最妙。痛风因痰同上加⑦。

心痛，以物柱，按痛，乃挟虚，加炒干姜末和之。

心胃痛，加川芎、苍术，倍加栀子，痛甚者，加炒干姜末⑧反佐之。

---

① 胃脘……各一钱：《脉症治方》作"胃脘有热，吞醋吐酸水，加黄连、吴茱萸（炒）、白扁豆、白术各一钱，厚朴、苍术各八分，青皮五分，砂仁五分"。

② 抚芎：即川芎，下同。

③ 闻食气……五分：《脉症治方》尚加白术。

④ 嗽胁痛……姜汁：《脉症治方》作"嗽而胁肋痛，加枳壳、桔梗、香附、青黛、白芥子各等分"。

⑤ 再吐：墨笔批注在此前加"提其气"三字。

⑥ 鼻塞……杏仁：《脉症治方》作"鼻塞声重，加麻黄、杏仁、桔梗、桂枝（少）"。

⑦ 湿证……同上加：此条上有墨笔批注加入"淋涩因痰，加木通、香附，探吐，或再一服吐"。

⑧ 末：原作"木"，据墨笔批注改。

痰流注，胁痛，加南星、苍术、川芎①。

臂痛同上。

感冷而嗽，膈上有痰，加炒枳壳、黄芩、桔梗、苍术、麻黄、木通、生姜。

痛风，因湿②痰浊③血流注，加酒浸白芍药，少佐黄连。

湿痰成痿，加苍、白术、黄芩、黄柏，入竹沥、姜汁④。

项强，动则微痛⑤，加酒洗黄芩、羌活、红花。

便浊，加二术⑥、升麻、柴胡。赤浊，加白芍药⑦。

小便不通，痰多，二陈先服⑧，后探吐。若闭气，加木通、香附，探吐。

妇人脾痛后，大小便不通，此痰膈气聚⑨所致，加木通煎服，再服一服，探吐之。

关格，寒⑩在上，热在下，有痰，二陈汤探吐之。

颈下生核，属痰，加大便⑪炒连翘、桔梗、柴胡⑫。

---

① 痰流注……川芎：《脉症治方》作"痰流注，胸背腰胁作痛，加南星、苍术、白术、川芎、当归、羌活各八分"。

② 湿：原作"温"，参《医学正传》改。《医学正传》"痛风"条："丹溪曰：因湿痰浊血流注为病……先以二陈汤加酒浸白芍药，少佐以黄连降心火。"

③ 浊：原作"满"，参《医学正传》改。

④ 入竹沥、姜汁：《脉症治方》无此五字。

⑤ 动则微痛：《脉症治方》作"微动则痛"。

⑥ 二术：即苍术加白术的简称。

⑦ 便浊……白芍药：《脉症治方》作"便浊属痰，加黄柏、苍术、白术各八分，升麻三分，柴胡五分。赤浊，再加白芍药、木通各八分"。

⑧ 二陈先服：旁有墨笔批注乙转为"先服二陈"。

⑨ 痰膈气聚：旁有墨笔批注校改为"痰气隔聚"。

⑩ 寒：原作"塞"，据《脉症治方》改。

⑪ 大便：疑衍。《脉症治方》无。

⑫ 颈下……柴胡：《脉症治方》尚加贝母、牛蒡子、青皮。

滞下，是痰渗入膀胱，加苍白术、柴胡、升麻。

臂下有核作痛^①，加连翘、川芎、皂刺、防风、黄芩、炒苍术。

经水过期色淡者，痰多也，加芎、归^②。腹痛，加阿胶、艾^③。

恶阻，有孕阻其饮食，用二陈汤。

血运^④，因气血俱虚，痰火流上作运，加气血药^⑤。

食积痰，加神曲、麦芽、山查、炒黄连、枳实以消之。

小儿伤风，咳嗽吐痰，加防风、枳壳、白术、桔梗。有热，加黄芩、柴胡。

小儿尾骨痛，有痰，加知母、黄柏、泽泻，必用^⑥前胡、木香^⑦。

寒^⑧痰，加南星、枳壳、白附子、天麻、姜蚕^⑨、牙皂之

---

① 有核作痛：原作"核作痛作核"，误，据《脉症治方》改。所加药物中，《脉症治方》多白芷。

② 归：《脉症治方》无。

③ 艾：墨笔批注在后加一"叶"字。本句《脉症治方》作："腹痛，再加白芍药一钱，阿胶八分，艾叶七分，官桂五分。"

④ 运：通"晕"。下句"作运"同。

⑤ 加气血药：《脉症治方》作"加芎、归、参、术、天麻、荆芥穗各等分"。

⑥ 必用：原作"心用"，据墨笔批注改。《脉症治方》本条无此二字。

⑦ 木香：此后墨笔批注加入"寒痰痞塞胸中，倍加半夏，甚者加麻黄、细辛、乌梅之类"。

⑧ 寒：墨笔批注校改作"风"。《脉症治方》卷四中风痰、寒痰二句如下："风痰，加南星、白附子、姜蚕、皂角、天麻各等分，竹沥，姜汁。""寒痰，加白术一钱五分，姜汁半盏，枳壳、南星、白附子各八分，姜蚕、牙皂各五分。"本书"寒痰"条似兼赅二条内容。

⑨ 姜蚕：蚕原作"虫"，据《脉症治方》改。姜蚕即僵蚕。

类^①。

若气虚，加竹沥。气实，加荆沥，俱用姜汁。

热痰，加黄芩、连^②。痰因火盛逆上，降火为先，加白术、黄芩、软石膏、黄连之类^③。眩运嘈杂，若火动其痰也，亦加山栀子、黄芩、黄连^④。

血虚有痰者，加天门冬、知母、瓜蒌仁、香附末、竹沥、姜汁。带血者，再加黄芩、白芍药、桑白皮。

气虚有痰者，加人参、白术。

脾虚者，宜补中益气，以运痰降下，加白术、白芍药、神曲、麦芽，兼用升麻提起。^⑤

内伤挟痰，加人参、黄芪、白术之类传送，加竹沥尤好。

痰在皮里膜外，或四肢经络，俱加竹沥、姜汁、韭汁^⑥开引之。

郁主方

越鞠丸

苍术　神曲　川芎　栀子　香附子等分

上末，水发为丸，如绿豆大，温汤送下。盖气、血、痰三

---

① 加南星……之类：《脉症治方》无天麻，多白术、姜汁。

② 热痰，加黄芩、连：《脉症治方》作"热痰，加青黛、黄连、瓜蒌仁、枳实各等分"。

③ 加白术……之类：《脉症治方》尚有枳实。

④ 眩运……黄连：《脉症治方》尚有白术。

⑤ 脾虚者……提起：《脉症治方》作"脾虚者，宜补中益气以运痰，加参、术、归、芪各一钱，白芍药八分，升麻三分，柴胡五分"。

⑥ 俱加……韭汁：《脉症治方》尚有贝母、白芥子。

症^①多有兼郁，而郁有六，随证加减。

如气郁，胸胁痛，脉沉细^②是也，加四君子汤。

如血郁，四肢无力，能食便红，脉沉是也，加四物汤。

如痰郁，动则喘，寸口脉沉滑是也，加二陈汤。

如湿郁，周身走痛，或关节痛，遇阴寒则发，脉沉细是也，加白芷、茯苓。

如热郁瞀^③，小便赤^④，脉沉数是也，加青黛。

如食郁，嗳酸，腹饱不能食，左寸脉平和，右寸脉紧盛，加山查子、针砂_{醋炒}。

春诸郁，加防风^⑤。夏诸郁，加苦参。秋诸郁，加吴茱萸。冬诸郁，加吴茱萸。

上四方系丹溪朱先生立。

---

① 症：原脱，据《脉症治方》补。
② 细：《丹溪心法·六郁》作"涩"。
③ 瞀：后疑脱"闷"字。《丹溪心法·六郁》："热郁者，瞀闷。"
④ 赤：原作"亦"，据《丹溪心法·六郁》改。
⑤ 防风：《丹溪六法·六郁》中，春季所加药物为川芎，非防风。

卷之六

东垣李先生治内损方

补中益气汤①

或伤风，气出粗，口合不开，肺气通于天也。

黄芪　病甚、劳役热甚可用，有嗽者减去一钱，本等一钱五分

人参　一钱②

甘草　炙者，钱半

以上三味，除湿热烦热③之圣药。

当归身　五分，以和血④

陈皮　五分，以导气⑤，又能同诸甘药益元气，独用泻脾⑥

柴胡　五分，引清气行，少阳之气上升，此一味除劳热

白术　五分，助脾之圣药⑦

升麻　三分，引胃气上腾而复其本位⑧

上件都作一服，水二钟，煎至一钟，量气弱盛，临病斟酌

---

① 补中益气汤：上有墨笔批注"《脾胃化》《辨惑论》可参合"。

② 一钱：原缺，据墨笔批注补。

③ 除湿热烦热：原作"阴燥热肌热"，不通，据墨笔批注及《脾胃论》改。

④ 和血：旁有墨笔批注"酒焙干或日干，和血脉"。

⑤ 导气：旁有墨笔批注"以消胃气"。

⑥ 脾：后有墨笔批注加"胃"字，又加"不去白"三字。

⑦ 助脾之圣药：旁有墨笔批注"除胃中热，利腰肾间血"。

⑧ 复其本位：后有墨笔加注"便是行春升之令"。

水盏大小，去查^①，食远，大^②热服。如伤之重者，不过二贴而愈。若病日久者，权立加减法治之。若觉劳倦，饮食减少，气高而喘，身烦而热，头痛或渴，不任风寒，乃生寒热，此皆脾胃之气不足，服此汤最妙。于予每每试之用之，功难具述也。

如腹中痛者，加白芍药、甘草各五分。

如恶寒冷痛者，去皮中桂三分_{即桂心}。

如恶热喜寒而腹痛者，加白芍、甘草、黄芩各三分或二分。

如夏月腹痛而不恶热，加同上^③。

如天凉时，热^④腹痛者，加同上，少加桂。

如天寒腹痛，去芍药，加益智仁四分，半夏五分，姜三片。

如头痛，加蔓荆子三分。

如头痛甚，加川芎二分。

如顶脑痛，加藁本三分五分。

如苦头痛，加细辛二分。

诸头痛者，并用此四味足^⑤矣。

如头上有热，则此不能治，别以清空膏主之^⑥。

如脐下痛甚者，加真熟^⑦地黄五分，其痛立止^⑧。如不已者，

---

① 查：通"渣"，指药渣。

② 大：旁墨笔批注校改为"稍"，《脾胃论》亦作"稍"。

③ 加同上：后有墨笔加注"治时热也"。

④ 热：《脾胃论》作"恶热"。

⑤ 足：旁有墨笔批注校改为"是"。

⑥ 如头上有热……主之：此条上有墨笔批注"如头痛有痰，沉重懒倦者，乃太阴痰厥头痛，加半夏五分，生姜三分"。

⑦ 熟：原作"热"，据墨笔批注并参《脾胃论》改。

⑧ 止：原作"正"，参《脾胃论》改。

乃大①寒也，更加肉②桂去皮，三分。

如胸中气壅滞，加青皮三分，如气促少气者去之。

如身有疼痛，及身重，俱湿，加去桂五苓散一钱。

如风湿相搏③，一身尽痛，加羌活、防风、藁本各五钱，升麻、苍术各一钱。勿用五苓散，所以然者，盖风药已能胜湿，故别作一服与之，如病去，勿④再服风药以损元气。

如大便秘涩，加川归梢［一］钱。涩闭不行者⑤，煎成正药，先用二分，调玄明粉⑥一钱五分，得行则止。此病不宜下，下之恐变凶证也。

如久病痰嗽者⑦，去人参。初病者，不去。冬月⑧或如春寒秋凉时，宜加不去节⑨麻黄五分。

如春令大温，加佛耳草三分，款冬花三分⑩。

如夏月病嗽，加五味子三十粒、麦门冬去心，三分。

如舌上白滑胎者，是胸中有寒，勿用加也。

如夏月不嗽，亦加人参三分、五味子、麦门冬等分，救⑪

---

① 大：原作"火"，参《脾胃论》改。

② 加肉：原作"有物"，据墨笔批注并参《脾胃论》改。

③ 搏：原作"愽"，参《脾胃论》改。

④ 勿：原作"句"，据墨笔批注并参《脾胃论》改。

⑤ 涩闭不行者：原作"涩闭本行香"，据墨笔批注改。《脾胃论》作"闭涩不行者"。

⑥ 粉：原作"数"，据墨笔批注及《脾胃论》改。

⑦ 久病痰嗽者：旁有墨笔批注"肺中伏火"。

⑧ 月：原作"升"字，据墨笔批注及《脾胃论》改。

⑨ 不去节：《脾胃论》作"去根节"。

⑩ 如春令……三分：此句末有墨笔批注："一分"。本条上方亦有墨笔批注"如春初犹寒，稍加辛热之剂，以补春气之不足，为风药之佐。益智、草豆蔻可也"。

⑪ 救：原作"敕"，据《脾胃论》改。《脾胃论》本句作"救肺受火邪"。

肺火邪也。

注夏病，加白芍药、炒黄柏。挟痰加半夏、陈，俱去柴胡、升麻。

如病人能食，心下痞，加黄①连三分。不能食而痞，勿加。

如胁痛，或急缩，俱加柴胡五分，甚则一钱②。

如咽干者，加干葛。

如身刺痛，加当归。

如精神短少，加人参、五味子③。

如久嗽，食不能下，乃胸中有寒，或气涩滞，加青皮、木香④。寒⑤月再⑥加益智、草豆蔻。夏月更加黄芩、黄连。秋月更加槟榔、砂仁⑦。

如心下痞闷，加芍药、黄连⑧。

如⑨腹胀，加枳实、木香、砂仁、厚朴。天寒⑩加姜、桂⑪。

如心痞，脉迟缓，有痰，加半夏、黄连⑫。

① 黄：原作"三"，据墨笔批注及《脾胃论》改。

② 一钱：其后有墨笔批注："甘草三分。"

③ 加人参、五味子：《脉症治方》无人参，有麦门冬。

④ 加青皮、木香：《脉症治方》尚加陈皮。

⑤ 寒：《脉症治方》作"冬"。

⑥ 再：旁有墨笔批注改为"更"。

⑦ 砂仁：其后有墨笔批注"草豆蔻、白豆蔻"。

⑧ 加芍药、黄连：《脉症治方》尚有枳实、桂。

⑨ 如：其后墨笔批注加"痞"字，《内外伤辨惑论》同。

⑩ 天寒：《脉症治方》作"秋月"。

⑪ 如腹胀……姜、桂：本条上方墨笔批注"《辨惑论》云：心下痞（或痛），觉中寒，加附子、黄连。不能食而心下痞，加生姜、陈皮。能食而心下痞，加黄连、枳实"。

⑫ 如心痞……黄连：《脉症治方》作："如心下痞，脉迟缓，加半夏、黄连、枳实。"

如脉弦，四肢满闭，便难，而心下痞，加柴胡、黄连、甘草①。

如大便闭燥，加黄连、桃仁，少加大黄②。

如心下痞，呕逆③，加生姜、黄连、陈皮。冬月少入藿香、丁香。

如心下痞，腹中气上逆者，是冲脉逆也，加黄柏三分、黄连根以泄④之。

如中⑤脘当心痛，加草豆蔻⑥［一］分⑦。

如多吐唾，或唾白沫，胃口上停痰⑧，加益智仁。

如救肾⑨水，泻伏火⑩，加白芍药五分，秋冬不用，但加红花三分，少加黄柏三分。

如渴，加葛根五分⑪。

如发热，或扪之而肌表热者，此表证也，只服补中益气汤

---

① 加柴胡……甘草：《脉症治方》无甘草，有青皮。本条上方有墨笔批注："咽痛、颔肿、脉洪大、面赤，加黄芩、桔梗、鼠粘子、甘草。"

② 少加大黄：此后有墨笔批注"归身"，按《脾胃论》此条尚加当归身。

③ 逆：原作"送"，据墨笔批注及《脾胃论》《脉症治方》改。下"气上逆""冲脉逆"同。

④ 泄：原作浥［yì］，形近而讹，据墨笔批注及《脾胃论》改。

⑤ 中：墨笔批注校改为"胃"。

⑥ 草豆蔻：墨笔批注加入"仁三"二字，即草豆蔻仁三分。

⑦ 分：《脉症治方》作"冬一钱，夏五分"。

⑧ 痰：《脾胃论》《脉症治方》并作"寒"。

⑨ 肾：原作"胸"，《脉症治方》同，据墨笔批注改。又《丹溪心法·内伤》"补中益气汤"条载："一方有白芍半钱，秋冬不用。红花三分，少加黄柏三分，以救肾水，泻伏火。"

⑩ 火：原作"大"，据《脉症治方》改。

⑪ 如渴，加葛根五分：本条上有墨笔批注"口干咽干，加葛根五分，升引胃气以行以润之"。

二三服，得微汗则凉矣①。

如劳倦内伤，虚甚者，少②加附子。挟痰多，加半夏、竹沥、姜汁传送。以上药味照前主方佐③使加减，分数不④过多⑤。

食主方

枳术丸

白术二两　枳实一两，面炒

上为细末，先将精整白粳米用温水隔宿浸透软，取荷叶五六片，卷成筒子，折一头装米带水，再折一头缚在⑥，火内烧成软熟，取⑦出研烂⑧，用粗滤过，和前药为丸，如梧桐子大，每服二三十丸，白汤送下。此法一补一消，取饮食缓化，不令⑨有伤。兼他证，依后加减，用者宜审。

如老幼元气虚弱，饮食不消，或脏腑不调，心下痞闷，加陈皮一两。

如冷食内伤，加半夏一两。

如勉强多食，致心腹满闷不快，加神曲、大麦芽一两，俱炒。

---

① 则凉矣：此后有墨笔批注"非正发汗，乃阴阳气和，自然汗出"。
② 少：原作"山"，当误，从墨笔批注改。
③ 佐：原作"五"，当误，从墨笔批注改。
④ 不：墨笔批注此处加"宜"字。
⑤ 如劳倦……过多：此条上方有墨笔批注"若更烦乱，如腰中或周身有刺痛，皆血涩不足，加当归身五分或一钱"。
⑥ 在：墨笔批注校改为"住"。
⑦ 取：墨笔批注校改为"饮"。
⑧ 烂：墨笔批注校改为"膏"。
⑨ 令：原作"冷"，据《明医杂著》改。

如破滞气，消饮食，开胃进食，加木香一两。

如伤肉食湿面辛辣厚味之物，填闷不①快，加黄芩四两，黄连酒炒、大黄煨、神曲炒、陈皮各二两。以上出丹溪。

如元气素②弱，饮食难化，食多即腹内不和，疼痛泄泻，此虚寒也，加人参、白芍药酒炒、神曲炒、大麦芽炒，杵去皮各一两③，砂仁、木香各五钱④。

如素有痰火，胸胁⑤郁塞，咽酸噫气，及素有吞⑥酸吐酸之证，或有酒积结泻⑦，此皆湿热也，加黄连姜汁炒⑧、白芍药酒炒、陈皮各一两，石膏、生甘草各五钱，砂仁、木香各二⑨钱，川芎四钱。

如伤食饱闷，痞塞不消，加神曲、大麦芽、山查子各二两。

有食积痞块在腹者，再加黄连、厚朴俱姜制各五钱。

积坚者，再加蓬术⑩醋炙、昆布各三钱。

如伤冷食不消，腹痛溏泻，加半夏姜制一两，缩砂⑪、干姜各少许，神曲、麦芽各五钱。

---

① 不：原作"下"，据墨笔批注改。另《内外伤辨惑论》"三黄枳术丸"条："治伤肉食湿面辛辣厚味之物，填塞闷乱不快。"

② 素：原作"索"，据《明医杂著》改。下句同。

③ 两：原缺，据《明医杂著》补。

④ 钱：原缺。通行本《明医杂著》无砂仁、木香二药，《丹溪心法附余》引《明医杂著》此条有"缩砂、木香各五钱"，据补。

⑤ 胁：《明医杂著》作"膈"，于义为胜。

⑥ 吞：原作"吐"，据《明医杂著》改。

⑦ 结泻：《明医杂著》作"泄泻结痛"，于义为胜。

⑧ 姜汁炒：原为大字，当为附注，据《明医杂著》改。

⑨ 二：《明医杂著》作"一"。《丹溪心法附余》引《明医杂著》同此为"二"。

⑩ 蓬术：即莪术，下同。

⑪ 缩砂：即砂仁，下同。

如人性急，多恼气，夹气伤食，气滞不通，加川芎、香附子_炒各一两，木香、黄连_{姜汁炒}各五钱。

如胸膈不利人过服辛香燥热之药，以致上焦受伤，胃脘干燥，呕吐、噎膈、反胃，加黄连_{姜制}、山栀子_炒各五钱，白芍药、川归各一两，桔梗、生甘草、石膏各五钱。

胸膈顽痰胶结及^①大便燥秘，再加芒硝五钱。

如素有痰，加半夏_{姜炒}、橘红、白茯苓各一两，黄芩_炒、黄连_{姜炒}各五钱。

如人好食能食，但食后反饱难化，此胃火旺脾阴虚也，加白芍药_{酒炒}一两五钱，人参七钱，石膏_{火煅}一两，生甘草五钱，黄连、香附_{俱酒炒}、木香各四钱。

如年高人脾虚血燥，易饥易饱，大便燥难，加白芍药、川归各一两，人参七钱，升麻、甘草_炙各四钱，山查子、麦芽、桃仁_{去皮尖，另研}各五钱。此老人常服药也。以上出《明医杂著》。

平胃散

陈皮　和胃消痰温中，去白，三两

苍术　调脾治湿宽中，米泔^②浸，五两

厚朴　去满除湿调中，姜制，三两

甘草　健胃泻火和中，炙，二两

上每服五钱，姜三片，枣一枚，水一钟半，煎七分，不拘时服。此散和脾胃，培根固本，兼有他证，依后^③加减。

---

① 及：原作"反"，据《明医杂著》改。

② 泔：原作"沮"，形近而讹，参《脾胃论》改。

③ 后：原缺，据批注补。

四时泄泻，加诃子、肉豆蔻。

风痰，加荆芥、细辛。

冷泪，加木贼。热，加荆芥。

头风，加白芷、藁本。

小便赤涩，加白茯苓、泽泻。

气块，加三棱、莪术。

水气肿满，加桑白皮、木通。

淋血，加杜仲、龙骨。

冷热气痛者，加茴香、木香。

肠风下血，加川续断。

素有痰涎者，加半夏、陈皮。

瘰疬热，加柴胡、竹沥。

腰痛，加杜仲、八角茴香。

膝瘅，加兔丝①子、羌活。

酒伤脾胃，加丁香、砂仁。

遇夏，加炒黄芩。

痰嗽发痞，加草果、乌梅。

耳鸣梦泄，加桂。

伤食，加良姜、白豆蔻。

虚急，加地骨皮。

米谷不化，饮食多伤，加枳实。

膝冷，加牛膝。

遇雨水湿润②时，加茯苓、泽泻。

---

① 丝：原作"系"，当讹。兔丝子即"菟丝子"，下同。

② 润：原作"闲"，形近而讹，据墨笔批注及《脾胃论》改。

胃寒，加生姜。

伤寒，时疫头痛，加抚芎、葱白。

脾胃困弱，不思饮食，加黄芪、人参。

白痢，加吴茱萸。赤痢，加黄连，去甘草。

浑身拘急，有热，加地骨皮、麦门冬。

胸中气不快，心下痞气，加枳壳、木香。

心下痞闷，腹胀者，加厚朴，甘草减半。

嗽，饮食减少，脉弦细，加川归、黄芪，用身①。

脉洪大缓，加芩、连。

脉缓，病怠②惰嗜卧，四肢不收，或大便泄泻，此湿胜，只服平胃散。

大便硬，加大黄三钱、芒硝三钱、先嚼麸炒桃仁烂③，以药送④。

小儿呕哕恶心，噫气吐酸，面色萎黄，体弱肌瘦，肚腹泄泻，并用本方为末，每服二钱。

小儿吐逆⑤频并，手足心热，不进乳食，加红曲三钱半，甘草炙一钱，白术炒一钱半，为末，每服五分，枣汤⑥送下。⑦

如男女脾胃不和，心腹胁肋胀满刺痛，口苦无味，胸满气

---

① 用身：指当归用身，即当归身。《脾胃论》无此二字。

② 怠：原作"急"，据《脾胃论·脾胃胜衰论》改。此句《脉症治方》作"脉缓病急，怠惰嗜卧"，另加人参、白术、黄芪、升麻、防风。

③ 烂：原作"燗"，据墨笔批注改。

④ 送：墨笔批注此后加一"下"字。

⑤ 逆：原作"送"，据墨笔批注改。

⑥ 枣汤：原作"束汤"，据文义改。墨笔批注作"枣子饮"。

⑦ 小儿……送下：本条见于元代孙允贤《南北经验医方大成》卷十，原书以红曲、甘草、白术为"《经济方》平胃散"，非在平胃散基础上加味。《脉症治方》卷一亦载此条，用药则以平胃散加半夏曲、神曲、白术、山楂。

短，呕哕恶心，噫气吞酸，面黄体瘦①，怠惰嗜卧，骨节痛，自利霍乱，五噎八痞②，膈气反胃，用本方治之。

恍惚见鬼发狂，加辰砂为末，枣汤调下。

妇人腹痛，加香附子、乌药。

月水不调，加桂。

赤白带，加川归、黄芪。

以上药味，量老少衰弱加减用，加时除苍术、厚朴外，依例加之。如一服五钱，有痰用半夏五分。

和中丸

治病久虚弱，厌厌不能食，而脏腑或秘或溏，此胃气虚弱也。常服则和中理气，消痰去湿，厚肠胃，进饮食。

木香③二钱五分　枳实面④炒　炙甘草以上各三钱五分　槟榔白，一钱五分　陈皮去白，八钱　半夏汤洗七次　厚朴姜汁制。以上各一两　白术二两二钱

上为细末，生姜自然汁浸蒸饼为丸，如梧桐子大。每服五十丸，温水送下，空心或食远。

交泰丸

升阳气，泻阴火，调荣气，进饮食，助精神，宽腹中，除怠惰嗜卧，四肢不收，沉困懒倦。

干姜炮制，三分　巴豆霜八分　人参去芦　肉桂去皮，以上各二

---

① 瘦：原作"痰"，据墨笔批注改。《脾胃论》此处作"面色萎黄，肌体瘦弱"。

② 五噎八痞："五噎"即气噎、忧噎、劳噎、思噎、食噎；八痞是痞证的总称。

③ 香：原作"季"字，形近而讹，据《脾胃论》改。

④ 面：《脾胃论》作"麸"字。

钱　小椒炒，去汗并目　柴胡去苗　白术以上各二钱五分　厚朴去粗，姜汁炒，秋①　苦练酒煮　白茯苓　砂仁以上各三钱　川乌头炮去皮，四钱五分　知母四钱，一半炒一半秋各酒炒春夏用去之②　吴茱萸汤洗七次，五钱　黄连去须，秋冬减一钱五分　皂角水洗，煨，去皮弦　紫菀去苗。已上③各六钱

上除巴豆霜另入外，同为极细末，炼蜜为丸，如梧桐子大，每服十丸，温水送下，虚实加减。

葛花解酲汤

治饮酒太④过，呕吐痰逆，心神烦乱，胸膈痞塞，手足战摇，饮食减少，小便不利。

莲花青皮去瓤，三分　猪苓去黑皮　木香五分　橘皮去白　人参去芦　白茯苓以上各一钱五分　神曲炒黄已⑤　泽泻　干生姜　白术以上各二钱　白豆蔻仁　葛花　砂仁以上各五钱

上为极细末，秤，和匀，每服三钱匕，白汤调下，但得微汗，酒病去矣。此盖不得已而用之，岂可恃赖日日饮酒？此方气味辛辣，偶因酒病服之，则不损元气，何者？敌酒病也。

清神益气汤

茯苓　升麻以上各二分　泽泻　苍术　防风以上各三分　生姜四分

---

① 疑有脱文。原文为单行小字，另半行空缺。《脾胃论》本条厚朴附注为："去皮锉炒，秋冬加七钱。"

② 一半炒……去之：疑有脱漏。《脾胃论》本条知母附注为："四钱，一半炒，一半酒洗。此一味春夏所宜，秋冬去之。"

③ 已上：原文为"已上已上"，衍二字，删。

④ 太：原作"大"，据《脾胃论》改。

⑤ 已：疑衍。

此药能走经，除湿热而不守，故不泻本脏[①]，补肺与脾胃本中气之虚弱。

青皮一分　橘皮　生甘草　白芍药　白术以上各二分　人参五分

此药皆能守本而不走经。不走经者，不滋经络中之邪；守者，能补脏之元气。

黄柏一分　麦门冬　人参以上各二分　五味子三分

此药去时令浮热湿蒸[②]。

上件剉如麻豆大，都作一服，水二钟，煎至一钟，去渣[③]，稍[④]热服，空心。

升阳散火汤

治男子妇人四肢发热，肌热，筋痹热，骨髓中热，发困，热如燎，扪之烙手。此病多因血虚而得之，或胃虚过食冷物，抑遏阳气于脾土，火郁则发之。

生甘草二钱　防风二钱五分　炙甘草二钱　升麻　葛根　独活　白芍药　羌活　人参以上各五钱　柴胡八钱

上每服秤半[⑤]两，水二大盏，煎至一盏，去粗，稍热服。忌寒凉之物及冷水月余。

升阳除湿汤

治脾胃虚弱，不思饮食，肠鸣腹痛，泄泻无度，小便黄[⑥]，

① 脏：原作"赃"，据《脾胃论》改。
② 蒸：原作"莝"，据《脾胃论》改。
③ 渣：原作"查"，据《脾胃论》改。
④ 稍：原作"梢"，据《脾胃论》改。
⑤ 半：原作"斗"，据《脾胃论》改。
⑥ 黄：原缺，据《脾胃论》补。

四肢^①困弱。

甘草　大麦蘗^②_{面。如胃寒、肠鸣者加之}　陈皮　猪苓_{以上各三}
_分　泽泻　益智仁　半夏　防风　神曲　升麻　柴胡　羌活_{以上}
_{各五分}　苍术_{一钱}

上作一服，水三大盏，生姜三片，枣二枚，同煎至一盏，
去滓，空心服。

益胃汤

治头闷，劳动则微痛，不喜饮食，四肢怠惰，躁热短
气，口中不知味，肠鸣，大便微溏黄色，身体昏闷，口干不喜
饮冷。

黄芪　甘草　半夏^③　黄芩^④　柴胡　人参　益智　白术_以
_{上各三分}　归稍^⑤　陈皮　升麻_{以上各五分}　苍术_{一钱五分}^⑥

上作一服，水二大盏，煎至一盏，去滓，稍热服，食前。
忌饮食失节，生冷硬物、酒、湿面^⑦。

和中丸

人参　干生姜　橘皮_{以上各一钱}　木瓜_{二钱}　炙甘草_{三钱}

---

① 肢：原缺，据《脾胃论》补。

② 蘗［niè］：芽。

③ 半夏：《脾胃论》此后有"以上各二分"。

④ 芩：原作"苓"，据《脾胃论》改。

⑤ 归稍：稍，同"梢"。即"当归梢"，下同。

⑥ 一钱五分：此处后有"姜黄以上各三分，黄芪、陈皮已上各七分。上件
为极细末，每服三钱，水一盏，煎至半盏，食前温服"，查《脾胃论》均出自
"温胃汤"条，现移至该条下。

⑦ 湿面：原作"温曲"，据《脾胃论》改。又，本条自"上作一服"至此，
原书中在"神保丸"加减法下，经核《脾胃论》，实为益胃汤服法，故移至
此处。

上为细末，蒸饼为丸，如梧桐子大，每服二五十丸，温水送下，食前服。

藿香安胃散

治脾胃虚弱，不进饮食，呕吐不待腐熟。

藿香　丁香　人参以上各一钱五分　橘红五钱

上件四味为细末，每服二钱，水一大盏，姜一片，同煎至七分，和滓，食前冷服。

异功散

治脾胃虚冷，腹鸣腹痛，自利，不[1]思饮食

人参　茯苓　白术　甘草　橘皮以上五分

上为细散，每服五钱，水二大盏，生姜三片，枣二枚，同煎至一盏，去滓，食前温服。先用数服，以正其气。

三棱消积丸

治伤生冷硬物，不能消化，心腹闷。

丁皮[2]　益智以上各三钱　巴豆炒，和皮炒极焦，去壳　茴香炒　陈皮　青橘皮以上各五钱　京三棱炮　广茂炒　炒曲以上各七钱

上件为细末，醋打曲糊为丸，如梧桐子大，每服十丸至二十丸，温生姜汤食前送下。量虚实加减，得更衣，止后服。

备急丸

治心腹百病卒痛如钳[3]刺，及胀满不快，气急，并治之。

锦纹川大黄为末　干姜炮，为末　巴豆先去皮、膜、心，研如泥

---

① 利，不：原作"稍可"，据《脾胃论》改。

② 丁皮：即丁香皮，下同。

③ 钳：《脾胃论》作"锥"，于义为胜。

霜，出油，用霜

上件三味等分，同一处研匀，炼蜜成①剂，臼②内杵千百下，丸如疏③豆大。夜卧温水下一丸。如气实者，加一丸。如卒病，不计时候服。妇人有孕不可服。如所伤饮食在胸膈闷④，兀⑤兀欲吐，反复闷乱，以物探吐去之。

神保丸

治心膈痛，腹痛，血痛，肾气痛，胁下痛，大便不通，气噎，宿食不消。

木香　胡椒以上各二钱五分　巴豆十枚，去皮出油，另研　干蝎七枚

上件四味为末，汤浸蒸饼为丸，麻子大，朱砂三钱为衣，每服五丸。

如心膈痛，柿蒂⑥、灯心汤下⑦。

如腹痛，柿蒂、煨姜煎汤送下。

如血痛，炒姜醋汤下。

如肾气痛、胁下痛，茴香酒下。

如大便不通，蜜调槟榔末一钱下

如气噎，木香汤下。

---

① 成：原作"减"，据《脾胃论》改。

② 臼：原作"白"，据《脾胃论》改。

③ 疏［shū］：疑误。《脾胃论》本句作"丸如大豌豆大"。

④ 闷：《脾胃论》作"间"，于义为胜。

⑤ 兀：原作"元"，据《脾胃论》改。

⑥ 柿蒂：原作"补带"，文义不通，据《脾胃论》改。

⑦ 如心膈痛……灯心汤下：此条后原有煎服法，经核实为益胃汤之煎服法，已移至该条。《脾胃论》中神保丸此处加减后亦无煎服法。

如宿食不消，茶、酒、浆、饮任下。①

生姜和中汤

治食不下，口干虚渴，四肢困倦。

生甘草 炙甘草_{以上各一分} 黄芩②_{酒炒} 柴胡 橘皮_{以上各二分} 升麻_{三分} 人参 干葛 藁本 白术_{以上各五分} 羌活_{七分} 苍术_{一钱} 生黄芩_{二钱}

上作一服，水二盏，生姜五片，枣三枚擘开，同煎至一盏，去滓，稍热服之，食前。

强胃汤

治因饮食劳役所伤，腹胁满闷短气，遇春口淡无味，遇夏虽热而③恶寒，常如饱，不饥④食冷物。

黄柏 甘草_{以上各二分} 升麻 柴胡 当归身 陈皮_{以上各一钱} 生姜 神曲_{以上各一钱五分} 草豆蔻_{二钱} 半夏 人参_{以上各三钱} 黄芪_{一分}

上每服三钱，水二大盏，煎至一盏，去滓，温服，食前。

温胃汤

专治服寒药过多，致脾胃虚弱，胃脘痛。

人参 甘草 益智 缩砂 厚朴_{以上二分} 白豆蔻 干生姜 泽泻 姜黄_{以上各三分} 黄芪 陈皮_{以上各七分}

上件为极细末，每服三钱，水一盏，煎至半盏，食前温

---

① 如腹痛……任下：此六条原在温胃汤条下，核《脾胃论》实为神保丸加减法，故移至此。

② 芩：原作"苓"，据《脾胃论》改。

③ 而：原本作"面"，据《脾胃论》改。

④ 饥：《脾胃论》作"喜"，于义为胜。

服^①。

宽中喜食无厌丸

资形气，喜饮食。

木香五分　青皮　人参　干生姜以上各一钱　炙甘草一钱五分　白茯苓　泽泻　槟榔　橘皮　白术以上各五分　砂仁　猪苓以上各二钱五分　枳实四钱　草寇^②七钱　神曲炒，五钱五分　半夏七钱　大麦蘗面一两，炒

上为细末，汤浸蒸饼为丸，如梧桐子大，每服三五十丸，米汤下。

调中益气汤^③ 劳倦所伤

治因饥饱劳役，损伤脾胃，元气不足，其脉弦洪缓，而沉按之中之下得时一涩。其证四肢满闷，肢节疼痛，难以屈伸，身体沉重，烦心不安，忽肥忽瘦，四肢懒倦，口失滋味，腹难伸舒，大小便清利而数，或上饮^④下便，或大便涩滞，或夏月飧^⑤泄，米谷不化，或便后见血，或便见白脓，胸满短气，咽膈不通，痰唾稠黏，口中沃沫^⑥，食入反出，耳鸣耳聋，目中流火，视物昏花，胬^⑦肉红丝，热壅头目，不得安卧，不思饮食，

---

① 姜黄……温服：原在益胃汤条下，据《脾胃论》移至此。另此方下有六条加减法，经核为神保丸加减法，已移至该条。

② 草寇：即草豆蔻，下同。

③ 调中益气汤：分别见于李杲《脾胃论》和《兰室秘藏》，两书主治皆同，但《兰室秘藏》方中多黄柏。本条主要参考《兰室秘藏》。

④ 上饮：原作"饮上"，据《兰室秘藏》改。

⑤ 飧：原作"餐"，据《兰室秘藏》改。

⑥ 沫：原作"沐"，据《兰室秘藏》改。

⑦ 胬：原作"努"，据《兰室秘藏》改。

并皆治之。

　　橘皮如胸中气不转运，加木香一分。如无此证不加　黄柏酒炒。以上各一钱①　升麻此一味，上气不足，胃气与脾气下②流，乃补上气，从阴引阳③　柴胡以上各三钱④　人参有淋症⑤去之　甘草炙　苍术以上五钱⑥　黄芪一钱

　　如是头⑦热燥，是下元阴火蒸蒸然发也，加生地黄二钱，黄柏三钱。

　　如大便虚坐不得，或大便了而不了，腹中常逼迫，皆是血虚血涩，加当归身三钱，无此证则去之。

　　如身体沉重，虽小便数多，亦加茯苓二钱，黄柏三钱，泽泻五钱⑧，苍术一钱，时暂从权而去湿也，不可常用。兼足太阴已病，其脉亦络于心中，故显湿热相合而生烦乱。

　　如胃气不和，加汤洗半夏五分，生姜三片。有嗽者，加生姜、生地黄二分以制半夏之毒。

　　如痰厥头痛，非半夏不能除，此足太阴脾邪所作也。如兼燥热，加黄柏、生地黄各二钱⑨。

　　如无以上证，只服前药。

　　上件㪺如麻豆大，都作一服，水二大盏煎，去滓，稍热，

---

① 钱：《兰室秘藏》作"分"。

② 下：原作"不"，据《兰室秘藏》改。

③ 从阴引阳：原作"与徐引伤"，据《兰室秘藏》改。

④ 钱：《兰室秘藏》作"分"。

⑤ 淋症：《兰室秘藏》作"嗽者"，于义为胜。

⑥ 钱：《兰室秘藏》作"分"。

⑦ 是头：人民卫生出版社本《兰室秘藏》作"时显"，于义为胜。

⑧ 钱：本条加减法中从生地黄起至泽泻之"钱"字，《兰室秘藏》均作"分"字。

⑨ 钱：《兰室秘藏》作"分"。

食远服之。宁心绝虑，静坐少语，药必效耳。

如夏月，须加白芍三钱。

如春月，腹中痛，尤宜加。

如恶热而渴，或腹痛者，更加芍药五钱，生黄芩[①]。

如恶寒腹痛，加中桂三钱，去黄芩，谓之桂枝芍药汤，亦于前药中加之。

如冬月腹痛，不可用芍药，盖大寒之药也，只加干姜二钱[②]，半夏[③]，以生姜少许制之。

如秋冬之月，胃气四道为冲脉[④]所逆，胁[⑤]下少阳脉二道而返上行，名曰厥逆，其证气上冲咽不得息，而喘息有音不得卧，加吴茱萸五至六钱[⑥]，汤洗去苦，观厥气多少而用之，亦于前药中作一服服之。

如夏月有此证，为大热也，此病随四时为寒热温凉也，宜以：

黄连_{酒洗}　黄柏_{酒浸}　知母_{酒浸。以上各等分}

上为细末，热汤为丸，如梧桐子大，每服一百丸或二百丸，白汤空心送下，仍多饮热汤。服毕少时，便以美食压之，使不令胃中停留，直至下元，以泻冲脉之邪也。大抵治饮食劳倦所得之病，乃虚劳七损证也，常以甘温平之，甘多辛少，足[⑦]其治也。

---

①　生黄芩：《兰室秘藏》此后有"二分"。

②　钱：加减法中自"如夏月"条至此的药物分量，《兰室秘藏》均作"分"。

③　半夏：《兰室秘藏》此后有"五七分"。

④　脉：原作"服"，据《兰室秘藏》改。

⑤　胁：原作"脐"，据《兰室秘藏》改。

⑥　五至六钱：《兰室秘藏》作"五分至一钱"。

⑦　足：《兰室秘藏》作"是"，于义为胜。

扶脾丸

治脾胃虚寒，腹中痛，溏泻无度，饮食不化。

干生姜 肉桂以上各五分 干姜 藿香 红豆以上各一钱 白术 白茯苓 橘皮 半夏 诃子皮 炙甘草 乌梅肉以上各二钱 大麦蘖炒 神曲炒。以上各四钱

上为细末，荷叶烧饭为丸，如梧桐子大，每服五十丸，白汤送下，空心。

藿香正气散

此方宋时所制，治内伤脾胃，外伤感寒邪，憎寒拘急，头痛呕逆，胸中满闷，与夫伤食伤冷，伤湿中暑，霍乱岚瘴气，不伏水土，寒热作疟，并宜增损用之，如神奇效，乃良方也。

大腹皮 白芷 茯苓 紫苏 藿香 厚朴 白术 陈皮 桔梗 半夏 甘草炙

上每服四钱，水一盏半，姜三片，枣一枚，煎热服。

上二十一方，东垣李先生立。

卷之七

河间①刘先生治痈疽疮疖方法

疮疡②

夫医之用药，如将之用兵，谚云：千军易得，一将难求。决胜之，良将也；决效者，良医也。知兵之胜，出于良将之机谋；知人之病，出于良医之诊视。有③军无将，不能自胜；有方无医，则药不能自效。盖医者，人之司命也；脉者，人之大要也。盖医家苟不明脉，则如冥行索途④，动致颠覆矣。人生其间，虽病万有不齐，究其所以⑤，莫非运气之为也。故医之运气，犹儒之论理，工之规矩，鉴⑥之光，衡之权⑦，舍之将何以焉？盖其道博，其旨玄，其法精，其机妙。知其要，则一言而终，不知其要，则流散无穷。且如医之十三科，其中大方脉、妇人科、小儿科、风科，必先诊其脉，后对证处药。独疮科之

---

① 间：原作"涧"，讹。河间为地名，今属河北省沧州市。刘完素为金代河间人。下同。

② 疮疡：本节主要出自明代董宿、方贤的《奇效良方》。

③ 有：原作"见"，据《奇效良方》改。

④ 冥行索途：指在夜间行走，无法看清道路。冥行，夜行。

⑤ 以：原作"多"，据《奇效良方》改。

⑥ 鉴：镜子。

⑦ 衡之权：衡，原作"冲"，繁体形近而讹。衡，秤杆。权，秤锤。《奇效良方》卷之五十四疮疡门作"衡之权"。

卜流，多有不诊其脉候①，专攻治外，或有证候疑难，别召方脉诊视。于疮科之辈，甘当浅隔②之名。噫！其小哉！夫疮肿之生，皆阴阳不和，血气壅滞。若不诊视，何以知阴阳勇怯、气脉聚散耶？由是观之，治疗疮肿诊候之道，不可阙③也。是以《素问》《难经》《灵枢④》《甲乙》，及扁鹊、仲景、华佗⑤、叔和，《千金》《外台》《圣惠》《总录》，古今名医诸家方论中，诊候疮科之详，至矣尽矣。今遵前人之书，略其疮科之脉，开列于后。

浮脉之诊，浮于指下，按之不足，举之有余，冉冉⑥寻之，状如太⑦过，瞥瞥然⑧见于皮肤之间。其主⑨表证，或为风，或为虚。浮而大数⑩，心也；浮而短涩者，肺也；浮而数者，热也。浮数之脉应发热，其不发热而反恶寒者，疮疽之谓也。

洪脉之诊，似浮而大，按举之，则泛泛然⑪满二⑫部，其状如水洪流，波之涌起，其主血实种⑬热。《疮肿论》曰：脉洪大者，疮疽之病进也。如疮疽结脓未成者，宜下之；脓溃之后，脉见决⑭大则难治；若自痢者，不可救治也。

---

① 候：原作"服"，据《奇效良方》改。
② 隔：未详。《奇效良方》作"漏"，通"陋"。
③ 阙：通"缺"，缺少。
④ 枢：原作"枢"，形近而讹。据《奇效良方》改。
⑤ 佗：原作"沱"，形近而讹。据《奇效良方》改。
⑥ 冉冉：原作"再再"，据《奇效良方》改。冉冉，慢慢地。
⑦ 太：原作"大"，据《奇效良方》改。
⑧ 瞥瞥然：形容浮脉无力的样子。
⑨ 主：原脱，据《奇效良方》补。
⑩ 数：《奇效良方》作"散者"。
⑪ 泛泛然：漂浮的样子。
⑫ 二：《奇效良方》作"三"，于义为胜。
⑬ 种：墨笔涂改为"肿"。《奇效良方》作"积"，于义为胜。
⑭ 决：《奇效良方》作"洪"，于义为胜。

滑脉之诊，实大相兼，往来流利如珠，按之则累累然[①]滑也。其主或为热，或为虚，此阳脉也。疮疽之病，脓未溃者，宜内消也；脓溃之后，宜托里[②]也。

数脉之诊，按之则呼吸之间及六至，其状似滑而数也。若浮而数，则表热也；沉而数，则里热也。又曰：诸数为热。仲景曰：数脉不时见，则生恶疮也。又曰：肺脉俱数，则生疮也。诊诸疮洪数者，里欲有脓结也。

散脉之诊，似浮而散，按之即散而欲去，举之则大而无方[③]。其主气实而血虚，有表无里。疮肿脓溃之后，而烦痛尚未痊[④]退者，诊其脉洪滑粗散[⑤]，难治也，以其正气虚而邪气实也。又曰：肢体沉，肺脉大，即毙，谓散者凶也。

芤脉之胗[⑥]，似浮而软，按之中央空，两边实。其主血虚，或为失血。疮肿之病，诊得芤脉，溃脓后易治，以其脉病相应也。

长脉之诊，按之则洪大而长，出于本位，其主阳气有余也。伤寒得之，欲汗出自解也。长而缓者，胃脉也，百病皆愈[⑦]，谓之长则气治也。

牢脉之诊，按之则实而弦，且沉且浮，而有牢坚之意。若瘰疬结肿，诊得牢脉者，不可内消也。

实脉之诊，按举有力而类结曰实。经曰：邪气胜则实。久

① 累累然：重叠的样子。
② 里：原作"畏"，墨笔涂改为"里"，可从。
③ 方：《奇效良方》作"力"，于义为胜。
④ 痊：原作"冷"，形近而讹。据《奇效良方》改。
⑤ 散：《奇效良方》作"弱"。
⑥ 胗：同"诊"，诊察。
⑦ 愈：原作"命"，形近而讹。据《奇效良方》改。

病则虚，人得此最忌。疮疽之人得此，宜急下之，以其邪气与脏腑俱实故也。

弦脉之诊，按之则坚①而弦，其似坚者为弦，如按弦而不移，紧如绳而转动，以此为异②。春脉浮弦而平，不时见，则为饮为痛，主寒主虚。《疮疽论》曰：弦洪相搏，外紧内热，欲发疮疽也。

紧脉之诊，似弦而紧，按之如切绳③动。其至切痛，积癖也。疮肿得之，盛脉④沉涩也，亦主痛也。

治疡五毒方疡，疮也。一方⑤

石胆　丹砂　雄黄　矾石　磁石

上用黄垼⑥，黄垼者，其瓦器也。寘⑦石胆等五样石于其中，烧处之三日三夜，其烟上箸⑧，以鸡翎扫扫取之以注⑨疮，恶肉破，骨尽出。

此方后世医之祖方也。《周礼·天官》：疡医掌肿疡、溃⑩疡、金疡、折祝⑪药，劀发之齐⑫。凡疗疡，以五毒攻之。谓肿

---

① 坚：《奇效良方》作"紧"。下句"坚"字同。

② 异：原作"其"，据《奇效良方》改。

③ 绳：《奇效良方》此后多"而转"二字。

④ 盛脉：《奇效良方》作"气血"，于义为胜。

⑤ 一方："治疡五毒方"与下方"涂肿法"出自明代丘濬《群书钞方》。《群书钞方》此二字前有"周礼注疏"，意谓从《周礼注疏》中辑出的一方。

⑥ 上用黄垼：原作"石黄用垼"，据《群书钞方》改为"右用黄垼"，右改为上。垼［wǔ］，瓦器，供煎药用。

⑦ 寘［zhì］：同"置"，放置。

⑧ 箸：《群书钞方》作"著"，古同"着"，义为附着，于义为胜。

⑨ 注：灌进去，注入。

⑩ 溃：原作"渍"，形近而讹。据《群书钞方》改。

⑪ 折祝：《群书钞方》作"折疡之祝药"。

⑫ 劀杀之齐：原作"劀发玄齐"，据《群书钞方》改。齐，药剂，此义后作"剂"。

者，壅肿也；溃^①者，流脓也；金者，刃伤也；折者，伤损也；祝读如注^②，谓傅着^③也；劀，谓刮^④去脓血也；杀^⑤，谓去其恶肉也；齐，去声，谓剂也；五毒，谓药之有五^⑥毒者。宋杨嵎，疡生于颊^⑦，连齿辅车^⑧，外肿若覆碗，内溃出脓血，甚者^⑨痛楚。医为疗之万^⑩方，弥年^⑪不瘥。人有语曰：《天官》疡^⑫医中有名方，何不试用？嵎按^⑬疡医，依注疏^⑭中法制之用药，注瘡^⑮中。少顷^⑯，朽骨连牙溃^⑰出，遂愈。见《宋朝类苑》^⑱。

涂肿法　李延寿《北史》，一方

用粗黄石^⑲如鹅鸭卵大者，猛火烧令赤，纳醇醋中，自有石屑落醋里，频烧至石尽，取石屑曝干，捣，下筛，和醋以涂

---

①　溃：原作"渍"，形近而讹。据《群书钞方》改。

②　注：原作"法"，形近而讹。据《群书钞方》改。

③　傅着：原作"传箸"，形近而讹。据《群书钞方》改。傅，通"敷"。

④　刮：原作"乱"，形近而讹。据《群书钞方》改。

⑤　杀：原作"被"，据《群书钞方》改。

⑥　五：《群书钞方》无此字。

⑦　颊：原作"烦"，形近而讹。据《群书钞方》改。

⑧　辅车：辅为颊骨，车为牙床，"辅车"即颊辅与牙床。

⑨　者：疑衍。《群书钞方》无此字。

⑩　万：《群书钞方》作"百"。

⑪　弥年：即连年，多年。

⑫　疡：原衍一"疡"字，据《群书钞方》删。

⑬　按：原作"投"，形近而讹。据《群书钞方》改。

⑭　注疏（shū 书）：注释。"疏"同"疏"。

⑮　瘡：同"疮"，疮。

⑯　顷：原作"项"，形近而讹。据《群书钞方》改。

⑰　溃：原作"渍"，形近而讹。据《群书钞方》改。

⑱　《宋朝类苑》：全名为《宋朝事实类苑》，宋代江少虞辑，记录了北宋太祖至神宗120多年间的史实和轶事。

⑲　黄石：原作"石黄"，据《群书钞方》改。

肿上，无不愈。北①魏杨愔患背肿，热②以炼石涂之，便瘥。嗣明河内人，为人胗脉，一年前知人生死也。

凡人年四十岁以上，头项、鬓③颐、背脊④、腰胁间，或筋骨之上，所视不见之处，稍有疮疖⑤，便不轻易视之。若视之悠悠，以为常疾，每见由微至着⑥，丧命者多矣。古人云背无好疮、面无好痣者是也。宁可待其重，其疾轻安；不可待其轻，令疾愈重。而不⑦见此疾而隐讳，又不可见此疾而忧惶。有此者，但宜把定⑧心神，即便依法施治。若依次序，未有不安者也。最不可怆惶失序，错乱用药。又不可才⑨吃四五服药，便责无效。况此疾积袭之久，四五服药，安能奏功？大盖此疾真似虎狼，甚如强盗，才入于室，敌之不合其理，必致伤人，防之得理，迎刃而解。今⑩之疡医，不言破阵诀要之药，遂使后学转乖迷途，怆惶失序，轻者必重，重者必死。凡有此病，本⑪要辩问是痈是疽，是疖是疮，是虚是实，是热是冷，首先

---

① 北：原作"此"，形近而讹。据《群书钞方》改。

② 热：《群书钞方》作"冯嗣明"。

③ 鬓：原为空格缺字，据宋代陈自明《外科精要·疗痈疽发背首先用药及点灸要诀第一》补。

④ 脊：原作"臀"字，据《外科精要·疗发背痈疽灸法用药要诀第一》改。

⑤ 稍有疮疖：原作"梢麻疮瘌"，据宋·陈自明《外科精要·疗痈疽发背首先用药及点灸要诀第一》改。

⑥ 着：同"著"。

⑦ 而不：《外科精要·疗痈疽发背首先用药及点灸要诀第一》作"又不可"。

⑧ 把定：原为"把定把定"，疑衍，删去后二字。

⑨ 才：原作"縿"，同"纔"，即才，下同。

⑩ 今：原作"令"，据《外科精要·疗痈疽发背首先用药及点灸要诀第一》改。

⑪ 本：《外科精要·疗痈疽发背首先用药及点灸要诀第一》作"未"。

服内托^①散五七服，便止，不^②可多服。次服五香连翘汤，宣泄毒气，便以竹马取穴法灸之，此穴真有起死回生之效。或隔蒜灸之，庶便^③毒气有路而出，不攻于内，更灸^④三里引热就下，此皆良法。今此五香连翘汤方不一，仆比^⑤较之，皆有不同^⑥。其中有^⑦大黄者，盖大黄治痈疽之要药，所以孙真人治痈疽方萌之时，首以单煮^⑧大黄汤，以宣^⑨其毒气，或以车螯散、追毒丸，首用宣利之药，无使毒炽，此其大法。今时之人，但见宠妾稍众，以为作丧太^⑩过也^⑪。

---

① 托：原作"讫"，据《外科精要·疗痈疽发背首先用药及点灸要诀第一》改。

② 止，不：原作"上，下"，据《外科精要·疗痈疽发背首先用药及点灸要诀第一》改。

③ 便：《外科精要·疗痈疽发背首先用药及点灸要诀第一》作"使"。

④ 灸：此字后《外科精要·疗痈疽发背首先用药及点灸要诀第一》多一"足"字。

⑤ 比：原作"此"，据《外科精要·疗痈疽发背首先用药及点灸要诀第一》改。

⑥ 同：原作"问"，据《外科精要·疗痈疽发背首先用药及点灸要诀第一》改。

⑦ 有：《外科精要·疗痈疽发背首先用药及点灸要诀第一》后多一"用"字。该书收录的李氏五香连翘汤无大黄。

⑧ 煮：原作"者"，据《外科精要·疗痈疽发背首先用药及点灸要诀第一》改。

⑨ 宣：原作"宜"，据《外科精要·疗痈疽发背首先用药及点灸要诀第一》改。

⑩ 太：原作"大"，据《外科精要·疗痈疽发背首先用药及点灸要诀第一》改。

⑪ 过也：此后《外科精要·疗痈疽发背首先用药及点灸要诀第一》尚有"遂令更服助热性之药"等大段论述，文义较完整。又，本书此后原有"右作一服，用酒水各一碗，食远温服。次日用十六味流气饮……"共21行文字，其中首句煎服法之前并无方药，颇觉突兀。综合分析后认为为错版所致，故均移到本卷"医兵备谢老爹"条下，并删去重复文字。详见本书的说明。

治痈疽发背如盘大，溃腐十分臭，不可近前：

用桐叶蒸，醋贴上，退热，止痛，住疼，渐渐生肉收口。极验秘方。

痈疽形证[1]

痈发于体，广一尺，深一寸，虽溃至骨，不穿膜者，可治，穿膜者，治不得。

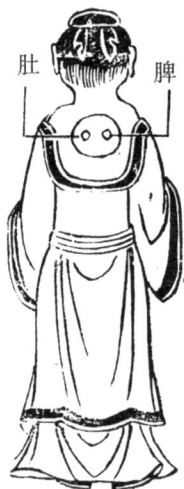

肚　脾

此证，其毒在脾肚之间，非天刑之谴[2]，可治。

用水中紫背马蹄[3]荇带草，捣烂敷之，妙。

---

① 痈疽形证：本节主要出自明代朱权《延寿神方》。

② 天刑之谴：天刑，天降的刑罚。谴，罪过。《延寿神方》卷四云："此证乃天刑之谴，故生斯疾，其谴一十有四：一曰将杀降年，二曰刑官害人，三曰人臣欺君，四曰子侄悖亲，五曰擅作威福，六曰逸害善良，七曰血属自噬，八曰僭分过礼，九曰受用过度，十曰酷虐不仁，十一曰嫉妒阴毒，十二曰得亏心财，十三曰暴殄天物，十四曰凤生冤谴。已上一十四谴，凡有一者，必生痈疽发背恶疮之疾，是其报也。"

③ 蹄：原作"啼"，据《延寿神方》卷四改。

莲子疽

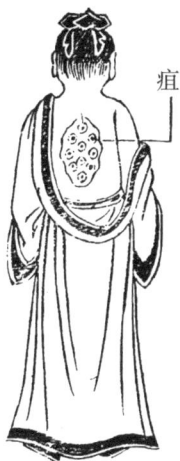

此证发于右脾中，恐其毒本^①入心，火大要用药散之，不令攻心。如在通背皆肿不可救，消者可疗。

蜂窠^②疽

此证头在上发，最不宜治，乃是反证，都^③要仔细用药。此名蜂窠，急宜治之。毒气攻心入膜，难治。

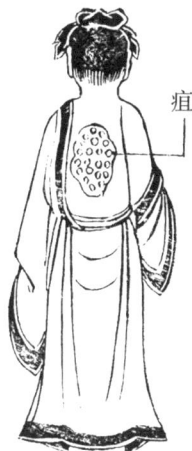

---

① 本：《延寿神方》卷四作"奔"，于义为胜。
② 窠［kē］：昆虫、鸟兽的巢穴。
③ 都：《延寿神方》卷四作"却"。

散走流注疽

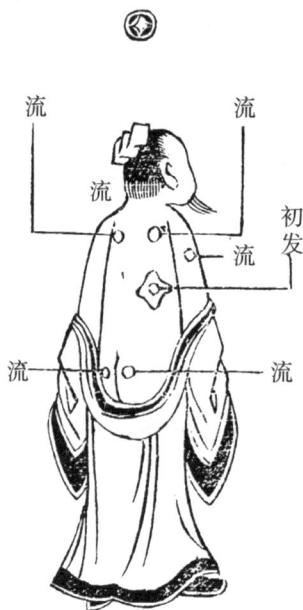

此证因风感^①而生，热之极，走于四散，急宜治之。

肾俞疽

此证因受湿并怒气、饮热酒而得之，伤于内肾之间，流毒在肾俞，急宜用药，若阴^②发，伤肾膜者，难治。切戒怒气、行房，稍有犯，不可治。

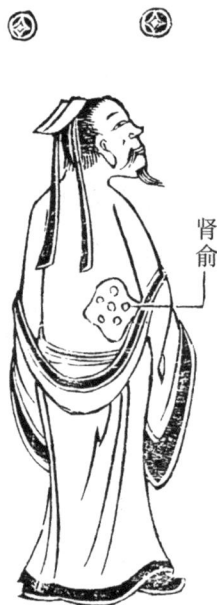

---

① 感：《延寿神方》卷四作"盛"，于义为胜。

② 阴：原作"除"，据《延寿神方》卷四改。

肾俞双发及脾痈

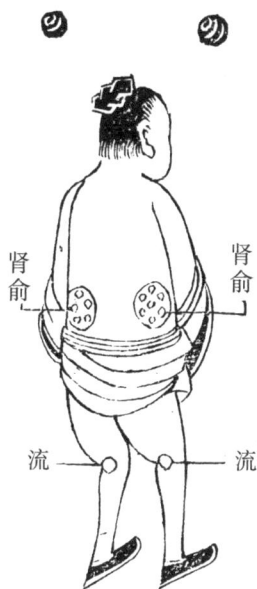

此证下肾俞双发，因饮热酒、行房、怒气受湿而得也。阳发于外，可治；痰发、阴发，伤于肾膜，脓稀者为虚，难治。脾痈发于左膊之间，初①发可用灯火点破，用药治之则散。

左搭肩②疽

此证发于左搭肩，骨上生者，以动之处可治，难安；串于右搭肩者，必难治

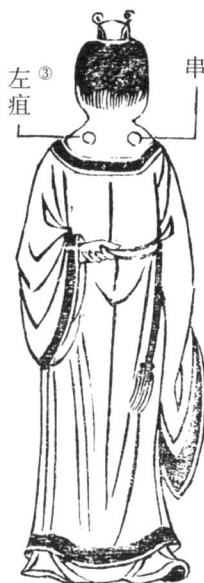

---

① 初：原作"神"，据《延寿神方》卷四改。
② 左搭肩：左原作"右"，据《延寿神方》卷四改。搭肩：肩膀靠脖颈位置。
③ 左：原作"右"，图中标示亦为"右"，实在左侧，皆改作"左"。

也。右搭肩串左同①。

可用鸡黄皮及嗉②，焙干为末，湿则干
掺之，干则用清油调搽。

对心疽

此证乃对心发，因心火盛而热气会生
于此处，其毒愈壮盛走之。急用疏导心火
之药解之，然后以生肌③散药贴之，妙。

蜂窠发④

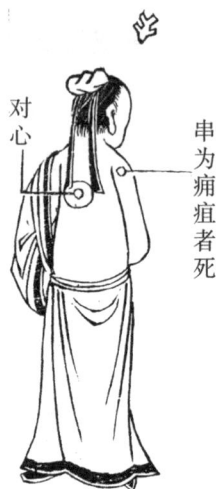

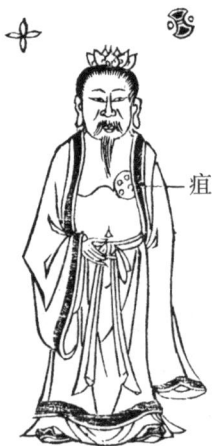

此证蜂窠发于胸乳间，乃心火热盛，只用疏导心火之药。
稍若治迟，则热必攻心，必死。

---

① 左同：原作"右疽"，据《延寿神方》卷四改。
② 嗉 [sù]：鸟类喉咙下装食物的地方。
③ 肌：原作"饥"，参《延寿神方》卷四改。
④ 发：原作"疽"，与前"蜂窠疽"条同名，《延寿神方》卷四亦同。据条文内容应为"蜂窠发"，参《医林类证集要》改。

头后蜂窠发①

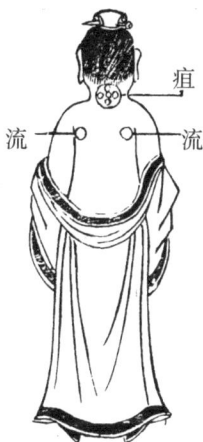

此证发于头后，如是蜂窠者，急宜救之。若燃②赤肿痛起者，好治；疾③发者必难治，宜用药服、傅，急治之。或流于两肩者，不可治。

背发两头

此证两头小者，四边发攻，乃是因饮食所致，而气食相关合④，因虚而成之。气虚而散，所以开口而阔，急肉⑤消药，亦宜补阳也。

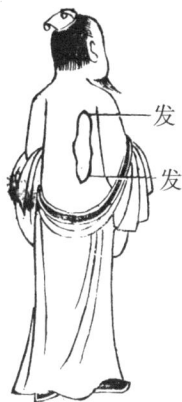

---

① 发：原亦作"疽"，改同上。
② 燃（xìn）：发炎红肿。
③ 疾：《延寿神方》卷四、《医林类证集要》均作"痰"。
④ 关合：关联照应。
⑤ 肉：《延寿神方》卷四作"内"。

两胁痈疽

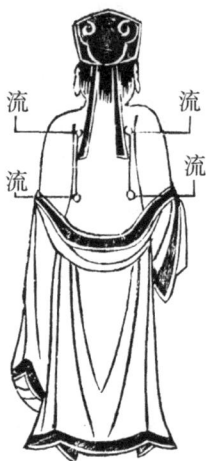

此证两胁下成痈疽，因虚而气虚，切不可服补阳之药。盖虚中而得，决不宜受热剂。倘受热剂，则热愈盛，易于伤骨膜，切宜慎之。

两边发际疽

此证于颈后两边，左右鬓①发边发生者，急宜救之。如核发者，急宜取去病根。如脑心发者，热气上攻于脑，四畔边燉赤肿破，连于耳项，寒热疼痛，若②不急疗，毒入于血，腐烂为脓水而出血。血逆及疾发者难治③。

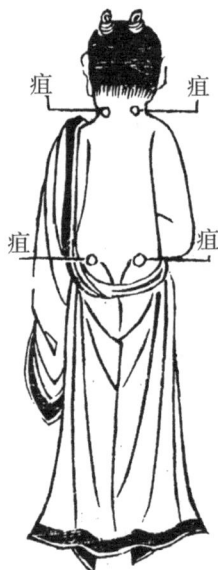

---

① 鬓：古同"鬓"。
② 若：原作"老"，据《延寿神方》卷四改。
③ 血逆及疾发者难治：《延寿神方》卷四作"烝及痰发者难治"。

脑后疽

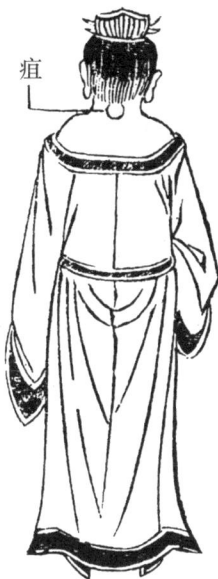

疽

　　此证名天疽，其状大而紫黑色，若不急疗，则热入渊液[①]。前伤在脉，内熏[②]肝肺，十余日无。其宦官李彦之于项窝中生之，大若酒杯，痛不可忍，医皆避之不治。予以太白真人符水治之，两日忽然疮大去，不知所在。论其理不可考也，盖道法之灵耳，故符水不可不信也。

---

　　① 渊液：足少阳胆经穴位，别名腋门、泉腋。位于腋中线，当第四肋间隙中。

　　② 熏：原作"董"，据《延寿神方》卷四改。

耳后疽

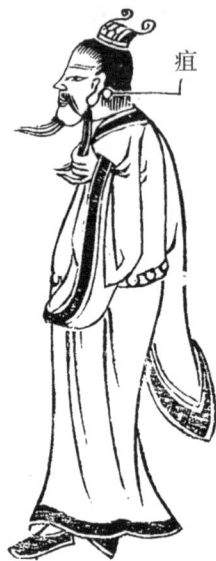

此证耳后一寸三分，发之必死。坚毒者不治，名曰发颐，乃热上蒸，连颐①而穿口者，必穿喉死矣，不可用针灸。以南星一枚研细，滴醋为膏，如无生者，干者亦可，摊于纸上，以针透纸数孔，令气透出，相瘤大小贴之，觉痒则不可以手动拨，则频贴取效，药干又换。

胸疽

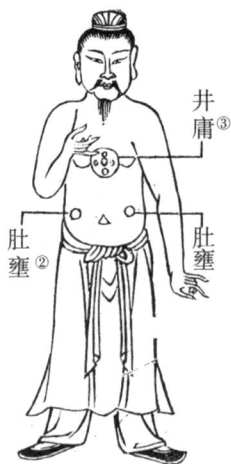

---

① 颐（yí）：面颊，腮。

② 壅：当用"痈"，右侧同。《延寿神方》卷四图中标注左侧为"肚痈"，右侧为"肠痈"。

③ 庸：当作"疽"，《延寿神方》卷四图中标注为"井疽"。

此证发于胸者，名曰井^①疽，状而^②大豆，三四日起，若不早疗，下入于腹，不疗，十日当死。急治之。外发可治，内发伤膜，主死无疑。

九疽

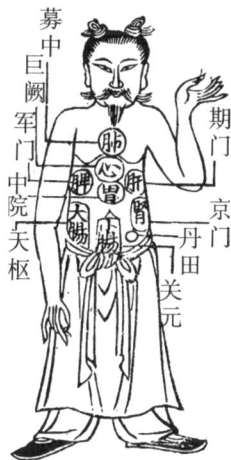

此证发为肺疽、心疽、肝疽、肾痈、脾疽、胃疽、大^③肠疽、三焦疽、小肠痈。上验其人所募^④，依据此候，审定痈疽浅深。病从何脏腑发？先前食何物？又验其气虚实，穿溃^⑤出外者，可治；发于内伤者，流脓大便出者，难治。

---

① 井：原作"升"，据《延寿神方》卷四改。

② 而：《延寿神方》卷四作"如"。

③ 大：原作"九"字，据《延寿神方》卷四改。

④ 募：指募穴。图中标出的9个穴位均为各经募穴。肺募中府（图中原作"募中"），肝募期门，心募巨阙，脾募章门（图中原作"军门"），胃募中脘（图中原作"中院"），小肠募关元，大肠募天枢，肾募京门，三焦募石门（图中标为丹田。按石门位于脐下二寸，丹田在脐下三寸）。

⑤ 溃：原作"渍"，据《延寿神方》卷四改。

妇人乳疽

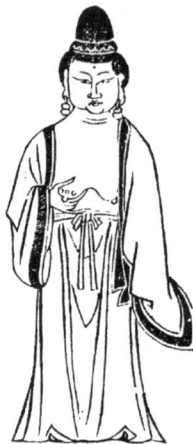

此证有儿者，名为外吹奶；有孕者，名为内吹奶。可以急治，敷散，不然出脓，即用生肌定痛药，见效。

用白芷、贝母（去心）等分为末，白酒调服。若无乳行，加漏芦，前①酒调服，其乳即行。

番花、石榴发乳者，此证不可治也。

人面疮

此疮即是疽，但疮口如人眼、口、鼻地铺一般去处生，故像人面。此疮亦有怪者，却不疼。昔江南有商人，在臂上有疮如人面，亦无他苦。人戏滴②酒口中，其面亦赤，以物食③之亦能食，食多则臂内胀，或不食则臂

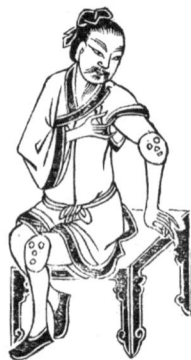

---

① 前：《延寿神方》卷四作"煎"字。

② 滴：原作"酒"字，据《延寿神方》卷四改。

③ 食（sì）：动词，拿东西给人吃，喂。

细。医者试诸药皆不效，独以贝母一味敷之，乃聚眉闭口，若人苦痛之状①。乃煎贝母汤，用一筒灌之，数日②成甲③遂愈。医家谓之怪证是也。乘门④因是以祸福惑⑤人，曾谓袁盎杀晁错后，盎为僧，错化⑥为人面疮而报之。孰不知错，汉⑦之贼臣也，诛之亦不足以谢天下。丞相申屠嘉知⑧后必为国家患，欲杀不能，嘉气呕血而无⑨。其父知其必审其家，恐灭其族⑩，乃先自杀。后错变高祖之成法，削诸王封邑，阴有不轨之意。六国之王乃举兵⑪为高帝诛错，景帝以兵讨之，天下大乱，连年不已，生民死者，百有余万。盎曰：六国之兵，皆为错一人也。汉天下无罪之人，死于白刃之下，而错心何安哉？莫若诛⑫错以谢天下。帝乃诛错，以偿天下生民之命。偿⑬此错死宜矣，岂有为鬼而为人面疮之报乎？若错之当诛，尚有此报，而弑君杀父之贼，何其报乎？智者固不足信也。

① 状：原作"复"，据《延寿神方》卷四改。
② 日：原作"目"，据《延寿神方》卷四改。
③ 甲：此指痂。
④ 乘门：原作"桑门"，据《延寿神方》卷四改。乘门，指佛教僧人。宋代胡继宗《书言故事·释教》："僧曰乘门。"
⑤ 惑：原作"感"，《延寿神方》卷四作"或"。当作"惑"。
⑥ 化：原作"犯"，据《延寿神方》卷四改。
⑦ 错汉：原倒作"汉错"，据《延寿神方》卷四改。
⑧ 知：原作"之"，据《延寿神方》卷四改。
⑨ 无：《延寿神方》卷四作"死"。
⑩ 灭其族：原作"减其旅"，据《延寿神方》卷四改。
⑪ 举兵：原作"本只"，据《延寿神方》卷四改。
⑫ 诛：原作"诸"，据《延寿神方》卷四改。下句同。
⑬ 偿：《延寿神方》卷四无此字，疑衍。

臀疽、血风疮

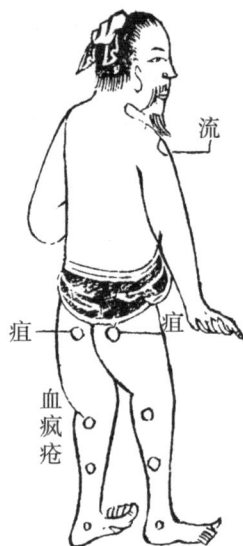

此二证发者一。臀上生痈疽者，如近大小便处，难治也，生于实处易安。男子、妇人脚上生血风疮，一时难治。下流上，手①生疮，难治。

手足背疽

此证得于消渴病，发于手足指者，名脱②疽。其状赤黑者不疗，不赤黑者可疗。如病不衰，急泻去之得治，不去者必死。

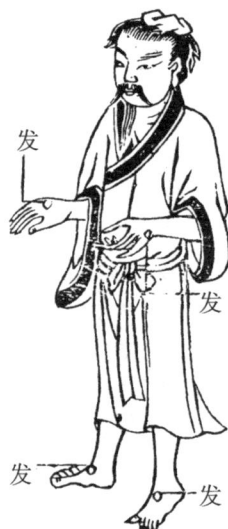

---

① 手：原作"子"，据《延寿神方》卷四改。
② 脱：原作"脆"，据《延寿神方》卷四改。

用桐油及无名异①，煎至一汤，入花椒一勺，看疮大小，剪蓼叶在内同煎。浸一七后，单以此叶贴在疮上，即安。手足发者，亦同前治疗。

肾阴疽

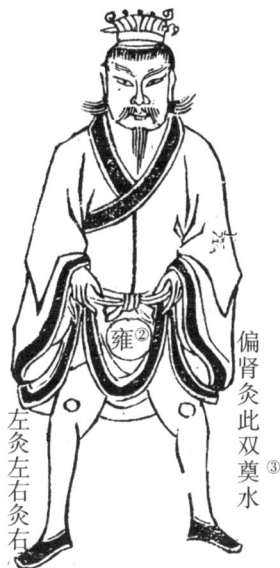

此证肾痈者，名悬痈，阴囊上肿而痛。若膀胱、肾经感寒湿④邪气，偏肾于阴之经络，至血气凝滞，寒温气凝滞⑤，寒湿⑥气不散，作为此病。

---

① 无名异：中药名，又名土子、秃子、铁砂等，为氧化物类矿物软锰矿的矿石，有止痛生肌作用。

② 雍：当用"痈"。《延寿神方》卷四图中为"肾痈"。

③ 奠：《延寿神方》卷四图注作"关"。

④ 湿：原作"愠"，据《延寿神方》卷四改。

⑤ 寒湿气凝滞：此五字疑衍，《延寿神方》卷四无。

⑥ 湿：原作"温"，据《延寿神方》卷四改。

痈疽灸法

陈无择^①云：夫痈且^②皮薄肿高，疽则皮厚肿坚。初发并宜贴蒜饼灸之，不痛灸至痛，痛灸至不痛，住手。或取蜞针^③吮其恶血。虽^④痈成宜针，疽成脓后宜火烧针刺之出脓。若能审其名证，早宜施治，仍用药以致^⑤利其根，补托其里，不必靠^⑥医，自料亦瘥，但世人忽知^⑦尔。医方所以冠^⑧痈疽于杂病之先者，知为大病者，世医失治疗之序，颠倒错乱，多致枉夭，良可叹息。故备集得效^⑨灸法，以贻学者，庶不致妄投也。治效惟^⑩痈疽发背神效灸法，累试累验^⑪。

痈疽治方^⑫

治痈疽肿第^⑬仙方—名何首乌散

何首乌_{不犯铁器}　当归　木通_{去皮、节}　赤芍药_炒　白芷

---

① 陈无择：即南宋医学家陈言，字无择。本段主要内容出其著作《三因极一病证方论》卷十四，但有文字增补。

② 且：《三因极一病证方论》卷十四作"则"。

③ 蜞针：蜞针法，外治法之一，指用蚂蝗吮脓血以治疮疡之方法。见《本草拾遗》。

④ 虽：《三因极一病证方论》卷十四作"唯"。

⑤ 致：《三因极一病证方论》卷十四作"攻"。

⑥ 靠：《三因极一病证方论》卷十四作"告"。

⑦ 知：《三因极一病证方论》卷十四作"之"。

⑧ 冠：原作"观"字，据《三因极一病证方论》卷十四改。

⑨ 效：原作"郊"字，据《三因极一病证方论》卷十四改。

⑩ 效惟：《三因极一病证方论》卷十四作"初生"。

⑪ 累试累验：此后《三因极一病证方论》载有具体灸法，本书未收。

⑫ 痈疽治方：原无，据下文内容加。

⑬ 第：此后疑脱"一"字。

不^①见火　茴香炒^②　土乌药炒　陈枳壳_{面炒}　甘草_炒

若恶心加姜汁^③。

上方九味等分，水、酒、汤使随用之亦可。流注加独活。每服四钱^④，病在上，食后服，病在下，空心服。此药调其阳，和其阴，气血调和，痈疽即好。

五香连翘饮，只调阳不和阴，则气耗而血凝，肌不活。

十宜散内补，只和阴不和^⑤阳，则血旺而气弱，疾必再作。

二方亦可参用之，不可执一无权^⑥。

如夹作伤寒，加苏叶、升麻。

如头痛，加川芎。

如热不退，加干葛。

如无潮热，酒水相伴^⑦煎，此方药大□^⑧行血生气故也，气生血行，病愈矣。

有疾和半夏，化咽膈之瘦，用生姜酒水同煎^⑨。

---

① 不：原作"木"。此方首见于元代杨清撰、明代赵宜真集《仙传外科秘方》，又名《仙传外科集验方》，现存明正统道藏本，据改。

② 茴香炒：原脱，据《仙传外科秘方》补。后文提到该方共九味药。

③ 若恶心加姜汁：此6字，在《仙传外科秘方》中为小字，接在陈枳壳附注"面炒"之后。

④ 钱：原作"针"，据《仙传外科秘方》改。

⑤ 和：《仙传外科秘方》作"调"字。

⑥ 权：变通。

⑦ 伴：《仙传外科秘方》作"半"。

⑧ □：原书此处空格缺字。《仙传外科秘方》此句作："酒大能行血生气故也。"

⑨ 有疾……同煎：疑当作"有痰加半夏，化咽膈之痰，用生姜酒水同煎"。《仙传外科秘方》作"胃寒生痰，此方中加半夏……热郁而成风痰，此方中加桔梗以化咽膈之痰，并用生姜和水酒煎"。

如泄泻，用黄矾丸①。

仙师授之，亦要用得当。

贵人加木香为本②，富人加沉香为本，常人加苏叶为本。

痈疽疖癞不用针刀三豆方

绿豆　赤小豆　乌豆

上三味，擂烂，贴之即破。

铁箍散　痈疽疮疖，初起用之。

金樱子树嫩尾　藜蒌叶　乌药叶　芙蓉叶

上四味，俱炒焦为末，用清水调涂四围红毕③上。

一方，用干姜炒紫色为末，用醋或乳汁调涂，留一孔甚妙。

医兵备④谢老爹⑤名汝仪

初生一痈有尺二，澜毕⑥在左胁骨上，兼皆二三寸，肓⑦之下，腰之上。名于⑧视之，先用川乌、黄柏为末，用口水津液调敷疮上，即时痛止。就手服：

---

①　如泄……丸：《仙传外科秘方》作："凡病人有泻者，不可便用此方。宜先用止泻药（白矾生用为末，溶开黄蜡）为丸，米饮下三十丸，俟泻止方用此药。"

②　本：疑当作"衣"，后二处亦同。《仙传外科秘方》作："贵人加木香为衣。病者有热痰咳嗽，富沉香，贫苏叶，汤皆可下。"

③　毕：疑当作"晕"，形近而讹。

④　兵备：官名，明代整饬兵备道官之省称，一般由按察司副使或佥事官担任。

⑤　爹：疑当作"爷"，老爷为对官员的尊称。参见本书校注后记。

⑥　澜毕：疑误。

⑦　肓（huāng）：中医指心下膈上的部位，中国古代医学称心尖脂肪为"膏"，心脏和膈膜之间为"肓"。

⑧　名于：疑误，或为"命予"或"召予"。

黄芪散

金银花五钱　黄芪五钱　当归五钱　甘草五钱

上作一服，用酒水各一碗，食远温服。次日用：

十六味流气饮

川芎　当归　芍药　防风　人参　木香　黄芪　官桂　桔
梗　白芷　槟榔　厚朴　乌药　紫苏　枳壳　甘草各一钱

上作二服，水一钟半，煎至八分，食远温服，到^①滓再^②。

又用**拔毒散**

天花粉　无名异　黄柏　黄芩　大黄　木鳖子　牡蛎等分

上为细末，用好醋调敷，贴外弦^③。

又用**铁箍散**

白及　白蔹　黄柏　五倍子　芙蓉叶

上为末，用冷水调敷外层，果见热退痛止。五日外用圣
愈汤。

---

① 到：同"倒"。

② 再：后疑缺字。又，本方组成及煎服法，原作"川芎、当归、芍药、防
风、人参、苍术、木香、桂枝、当归、芍药、防风、人参、绵黄芪、大黄
（消痈热）、木鳖子（治乳痈等疮疡打伤），上等分为细末，蜜和好醋成膏，敷
肿处，立愈"。内容有明显错漏。一是当归、芍药、防风、人参四药重出，且
总数不足 16 味；二是用法为外敷，与该方内服不符。同时发现原文中"大
黄……立愈"均非此方内容，实与后文"五虎膏"后半截一致。判断原书有
错版，现将以上原文删去，将原在"疮疡"一节中的十六味流气饮组成及煎
服法移至此处。该方共 16 味，与首载"十六味流气饮"方名的元代《仙传外
科秘方》方相比，仅少黄芪而多甘草，基本符合方意。

③ 弦：通"沿"。

圣愈汤

川芎　当归　生地黄　熟地黄　人参　黄芪各二钱

上水煎服。八日外贴膏药，渐渐收矣。后服圣愈汤十贴，末^①尾转八珍汤^②，未够半月而安矣。后张门花氏亦患此疾，在左肋下兼背二三寸，一疮生十三筒孔，后依此治之，不过半月而愈矣^③。

三仙散　专治肚痈腹心肠等处，内外服此效。

大黄　川山甲用面炒　香白芷

上各等分为末，每服五钱，温酒调下，量大小虚实。

雄黄散　治蛇蝎蜈蚣损，疼痛不可忍^④者，贴痛效。

雄黄另研　生半夏　川乌尖　干姜　麝香^⑤

上等分为末，干擦^⑥痛处，如不住，酸^⑦醋调搽，其^⑧痛止。

治便毒

黄芪［一］钱，牡蛎、川山甲切，一钟半，先下甘草。^⑨

----

① 末：原当"未"，形近而讹。

② 汤：原作"阳"，形近而讹。八珍汤为方名，据改。

③ 又用拔毒散……半月而愈矣：均从原"疮疡"一节中移至此，与上文连接，为"医兵备谢老爹"的完整医案。

④ 忍：原脱。此方见于《永乐大典》所引刘世荣《保婴集验名方》，原文作："治蛇蝎蜈蚣所伤，痛不可忍，贴之立效。"见《永乐大典医药集》。本方亦见《普济方》卷四百八，文字略异。据二书补。

⑤ 麝香：疑衍。《永乐大典》所引刘世荣《保婴集验名方》及《普济方》均无该药。麝香入药一般用量较少，不大可能等分。

⑥ 擦：原作"艳"，据《永乐大典医药集》改。《普济方》作"搽"。

⑦ 酸：《永乐大典医药集》作"酽"。

⑧ 其：原作"共"，据《永乐大典医药集》改。

⑨ 黄芪……甘草：疑衍。

大黄一钱　牡蛎　川山甲炒，一钱　甘草一钱　乳香五分

上五味，咬咀，酒一钟半，先下牡蛎、川山甲，甘草连根，葱三根，煎至一钟，下大黄、甘草，煎至二滚[1]，住，将入乳香末于盏内，倾药调服。

桔梗汤[2]　治男妇人咳而胸膈隐痛，两脚肿满，咽干口燥，烦闷多渴，时出浊唾肿[3]臭，名曰肺痈，小便。

治痈疽、背发等疮疖皆可用，十分神效。河源[4]杨县伊传

当归酒洗，一钱五分　白芍药一钱　陈皮一钱　川山甲一钱，粉炒　白芷一钱　贝母二钱　杏仁一钱，去皮、尖　连翘一钱　厚朴二钱　金银花三钱　甘草七钱　乳香七钱，临时□　没药七钱，临时入　皂角刺二钱

上用酒水各一钟，煎至一钟。疮生上部，食后服；疮生下部，空心服。渣再煎二次，连服。将渣杵烂极碎，敷疮上即愈。

熏痈疽法初起

用桐油灯熏之，疮内黄水出即消。

又方，用竹止作笡[5]，下破开，作仰灯笼之法，一盘用纸糊，敢[6]放砎[7]上，用桐油灯放砎内烧之，敢烟熏之。

---

① 滚：原作"瀼"，于义不通，形近而讹。滚：沸腾。
② 桔梗汤：本条不完整。此方在后文重出，此处当删。
③ 肿：《世医得效方》作"腥"。
④ 河源：今广东河源市。
⑤ 笡（yīn）：同"茵"，古书上说的一种竹。疑当作"筒"，形近而讹。
⑥ 敢：疑当作"取"，形近而讹。下句同。
⑦ 砎（wǎ）：大砖。按文义疑当作"瓦"，下同。

当归和血汤 治疮疡未发出，内痛不可忍，及治妇人产前产后腹痛。

当归二钱　乳香五分　没药一钱半　白芍三钱

上为细末，每服一钱，水一半①盏，煎七分，和滓温服，日二服。妇人用酒煎。疮既发不须用，如疮痒者，加人参、木香，妇人服之加赤芍药。

背发用药法则

未破者，先用护心散，日进二三服。

次用托里散。出官方。

三用五香连翘饮。出官方，加金银花。

已破用十宣散。今②热量加减。

后用十全大补汤。量上药用。

小便不通加猪苓、木通。

大便结燥，加茯苓、白术③。十分④结加大黄。

大便泄泻，加苍术、厚朴、陈皮。

已破脓出者，凉药不可用，宜多服药。如服⑤药少，后必再患发。

加味十全托里散 专治一切肿毒恶疮。以⑥成疮，加麻黄发汗。

---

① 半：《奇效良方》卷五十四《疮疡门》作"中"字。

② 今：疑误，疑当作"冷"，形近而讹。

③ 术：原作"木"，形近而讹。

④ 分：原作"方"，形近而讹。

⑤ 服：原作"腹"，形近而讹。

⑥ 以：通"已"。

当归　连翘　白芷　川芎　赤芍　羌活　皂角针　天花粉　川山甲炒　黄芪　官桂　桔梗　防风　甘草

上每六钱，水一钟半，姜三片，好酒半盏，煎至一盏，不拘时服。如要通，加大黄（生）五钱。

加味拔毒散　专治敷诸般肿毒、发背、痈疽，用水调，加干面一分，药三分，用薄绵纸贴，不①留头，鹅翎蘸水常湿，一日一换。小者即散，大者即小，小者即愈。

凉膈散　加白蔹、白及。上为末，合面调敷。

五虎膏　专敷痈、疽、肿、毒、恶疮，用之极验。

天南星消痈　草乌　赤小豆排脓　芒硝　大黄消壅热　木鳖子消乳壅等疮疡、打伤

上等分为细末，蜜和好醋成膏，敷肿处立愈。

桔梗汤　治男妇人咳而胸膈隐痛，两脚肿满，咽干口燥，烦闷多渴，时出浊唾腥臭，名曰肺痈，小便赤黄，大便多涩②。

桔梗　贝母　当归酒洗　瓜蒌仁　枳壳面炒　薏苡仁微炒　桑白皮　甘草节　防己去皮。各一两　百合蒸③　黄芪各一两半　北五味子　甜葶苈④　地骨皮　知母　杏仁各半两

上锉碎，每服四钱，水二钟半，生姜三片，煎七分，不拘时温服。咳者，加百药煎；热，加黄芩；大便不利，加煨大黄少许；小便涩甚，加木通、车前；烦燥，加白茅根煎；咳而疼

---

①　不：原作"卜"，形近而讹。
②　赤黄……多涩：原脱，据《奇效良方》卷五十四《疮疡门》补。
③　蒸：原作"茎"，据《奇效良方》卷五十四《疮疡门》改。
④　苈：原作"应"，据《奇效良方》卷五十四《疮疡门》改。

甚，加人参、白芷。

四顺汤　治肺痈[①]出脓，五心烦热，壅闷咳嗽。

贝母去心　紫菀去泥土、苗　桔梗炒。各一两　甘草炙，半两

上捣筛，每服三钱，水一盏，煎五七沸，去滓，拘[②]时稍冷服。如咳甚，去皮尖杏仁三枚同煎，小儿量减。

治肺痈方　上用薏苡仁为末，糯米饮调下，或入粥内煮吃亦可。一方，用水煎服，当下脓血便愈。

瓜蒌散　治便痈等疮恶。

瓜蒌一个，去皮　金银花　牛蒡子炒。各三钱　生姜　甘草各半两

上将药不犯铁器捶碎，用酒一大升，煎数沸，空心温服，微利为度。

三拗汤　治便痈。

牡蛎　大黄　山栀子各等分

上为末，酒水一大盏，煎七分，露一宿，空心温服。

治外肾痈疮　一人生肾胫上生疮，久日不合，用经布烧灰，用蜜周涂上，即愈。

抱鸡卵壳　鹰爪黄连　轻粉各等分

上为细末，用煎过清油调涂。

---

① 痈：原作"壅"，据《圣济总录》卷五十改。
② 拘:《圣济总录》卷五十作"不拘"。

玄参散 治痈肿如①发，热毒气盛，寒热心烦，四肢疼痛。

玄参 甘草生。各半两 石膏②二两 麦门冬去心，三分 前胡去芦 枳实麸炒③ 人参去芦 赤芍药 黄芪 赤茯苓 芎穷 生干地黄 黄芩各一两

上每服四钱④，水一盏，竹叶三⑤七片，小麦一百粒，煎去四分，留六分，去滓，不拘时温服。

生地黄散 治发背⑥肿，热毒疼痛，心忡⑦烦闷。

生地黄二两 川大黄酒浸 川升麻 地骨皮 当归酒洗，炒 黄芩 木通 赤芍 黄芪 玄参 甘草生。各一两 赤茯苓一两半

上为散，每服四钱⑧，水一盏，入竹叶二七片，煎至六分，去滓，不拘时温服。

连翘饮 治痈肿疮，排脓。

连翘 防风各三两 荠苨 白芍药 黄芩去心 玄参各三两 人参 白茯苓去皮、心 桔梗炒 前胡去芦 甘草各一两 黄芪四两 桑白皮炒，三两

上捣筛，每服五钱，水一盏半，煎至八分，去滓温服。

---

① 如：《奇效良方》卷五十四《疮疡门》作"始"。
② 膏：原作"稾"，据《奇效良方》卷五十四《疮疡门》改。
③ 麸炒：原作"麦沙"，据《奇效良方》卷五十四《疮疡门》改。
④ 钱：原作"针"，据《奇效良方》卷五十四《疮疡门》改。
⑤ 三：《奇效良方》卷五十四《疮疡门》作"二"。
⑥ 背：《奇效良方》卷五十四《疮疡门》作"痈"。
⑦ 忡：《奇效良方》卷五十四《疮疡门》作"神"。
⑧ 钱：原作"针"，据《奇效良方》卷五十四《疮疡门》改。

内消散　治痈[1]肿结硬疼痛。

人参去芦　瞿麦　白蔹　川升麻[2]　当归微制　黄芩　防风　黄芪　沉香　甘草生。各一两　赤小豆煮熟[3]，一合

上为细末，每服二钱，不拘时，温水调服。

解毒散　治痈疮，始觉便宜服。

犀角屑　川升麻　川朴硝　赤芍药　木通各一两　石膏二两　玄参　麦门冬　甘草生。各一两

上每服四钱，水一钟，煎六钱，不拘[4]温服。

水澄膏　治痈肿。

雄黄水飞[5]　郁金各二钱[6]　黄连　黄丹水飞　黄檗　大黄各半两

上为细末，量所肿处用药多少，以新汲水[7]盏，抄药在内，须臾药沉，澄去其滓[8]者，水尽，然后用槐柳枝搅药数百余转，如面糊相似匀，以小纸花摊药，贴肿处，更以鸡翎撩凉水，不住遍扫。

---

① 痈：原作"壅"，据《太平圣惠方》卷六十一改。

② 麻：原作"床"，据《奇效良方》卷五十四《疮疡门》改。

③ 熟：原作"热"，据《奇效良方》卷五十四《疮疡门》改。

④ 拘：《奇效良方》卷五十四《疮疡门》作"拘时"。

⑤ 水飞：中药炮制术语，将不溶于水的药材（矿物、贝壳类等药物）与水共研，经反复研磨制备成极细腻粉末，称水飞法。

⑥ 钱：原作"针"，据《奇效良方》卷五十四《疮疡门》改。

⑦ 水：《奇效良方》卷五十四《疮疡门》此后有"半"字。

⑧ 滓：《奇效良方》卷五十四《疮疡门》作"浮"。

天南星膏 治风毒痈疖[1]。

大天南星一两 厚黄柏半两 赤小豆二分 皂角一挺，不蛀[2]者，烧灰存

上细末，新汲水调成膏，皮纸贴之。已结即破，未结即散之，立效也。

牡丹散 治肠痈冷证，腹满而痛，时时利脓。

牡丹皮 人参 天麻 白茯苓 黄芪 南木香 当归 川芎 官桂 桃仁去皮、尖。各三分 白芷 薏苡仁 甘草炙。各二分

上细末，每服三钱，水一钟，煎七分，食前温服。

梅仁汤 治肠痈里急隐隐痛，大便闭涩。

梅核仁四十九个，去皮、尖 大黄二两 牡丹皮一两三分 冬瓜仁四两 芒硝二两半 犀角镑[3]一两半

上锉如麻豆，每服五钱，水二钟，煎至一钟，去滓温服，以利下脓血三两行为度。

大黄汤 治肠痈，少腹坚硬，肿大如掌而热，按[4]之则痛，其上色或赤或白，小便稠数，汗出憎[5]寒。其[6]脉迟紧者，未成脓；如脉数，则脓已成。

大黄炒 牡丹皮 硝石研 芥子 桃仁浸汤，去皮、尖、双仁，

---

① 天南星膏 治风毒痈疖：原脱，据《奇效良方》卷五十四《疮疡门》补。
② 蛀：原作"住"，据《奇效良方》卷五十四《疮疡门》改。
③ 镑：削。即将犀角镑成薄片。
④ 按：原作"披"，据《奇效良方》卷五十四《疮疡门》改。
⑤ 憎：原作"增"，据《奇效良方》卷五十四《疮疡门》改。
⑥ 其：原作"甘"，据《奇效良方》卷五十四《疮疡门》改。

炒。各半两

上每服五分，水二钟，煎至一钟，去^①温服，以利下脓血为度，未利再服。

四圣散——名神效瓜蒌^②散　治肠痈。

疽生于脑、髭^③、背、腋、乳，便毒^④，服之神效。

生黄瓜蒌一枚，去皮　粉草研末，四钱　没药研末，三钱　乳香研末，二钱

上好红酒二大碗，慢火煎至一碗，分作两服，两日服尽，大便顺导恶物下，妙。若干黄瓜蒌，则两枚。一方，若病在上，食后服；病在下，食前服。毒已结成，即脓化为水；毒未成，即于小便中出。疾甚再合服，以退为妙。

铁井栏　治无名肿毒或背疽，肿围定。

芙蓉叶重阳前收　苍耳端午前收，烧灰存^⑤性

上为末，以蜜水调敷。

围肿方

草乌　白及　白蔹　黄柏　朴硝等分

上为末，用蜜、酸醋调，围肿外，即便收起。

桃花散^⑥　治一切恶疮，经验生肌活血，涂疮去风，大妙。

① 去：《奇效良方》卷五十四《疮疡门》作"去滓空心"。
② 蒌：原作"姜"，据《奇效良方》卷五十四《疮疡门》改。
③ 髭（zī）：嘴上边的胡须，此处应指嘴上长胡须的部位。
④ 便毒：病名，指肛门前后生疮。
⑤ 存：原作"有"，据《奇效良方》卷五十四《疮疡门》改。
⑥ 桃花散：本条内容与《医方类聚》卷一九一引《疮科通玄论》之"桃花散"条基本一致。《奇效良方》卷五十四《疮疡门》"桃花散"条文字与此略有不同，药物组成中无地骨皮。

寒水石半斤，炭烧作粉　地骨皮半两　虎骨一两，去油　白及半两　乌鱼骨一两　白蔹半两　白石脂半两　赤石脂半两　黄连[1]少许　龙骨一两

上为细末，量[2]疮用之。

解毒丸　治中外诸邪热毒，痈肿疮疽，筋脉拘挛，浸[3]汗，咬牙惊悸，一切热毒，并宜服之。

大黄　黄连　山栀　黄芩各五钱　牵牛　滑石各一两

上为细末，滴水为丸如梧桐子大。每服三四十丸，温水送下，加减服之。

乳香黄芪[4]散　治一切恶疮，痈疽发背，疔疮，疼痛不可忍者，或疮毒气入腹[5]，神昏不醒，呕吐者，或未成脓者，速散之，已成脓者，溃败脓，不假刀砭，其恶肉自下。又治打扑损伤，筋骨疼痛，或妇人产后腹痛，恶物不下，并宜治之。

黄芪　当归去芦头　川芎　陈皮　麻黄　甘草炙　芍药各一两　人参五钱　米壳二两　乳香　没药各五钱。另研

上为粗末，每服三钱，水一盏，煎至七分，去滓温服。如疮在上，食后服；疮在下，食前服。

通开[6]散　治痈疖无头肿痛，宣通立愈。

---

① 连：《奇效良方》卷五十四《疮疡门》、《医方类聚》卷一九一引《疮科通玄论》俱作"丹"。

② 量：原作"星"，据《医方类聚》卷一九一引《疮科通玄论》改。

③ 浸：原作"瘦"，据《医方类聚》卷一七六引《疮科通玄论》改。

④ 黄芪：原作"贵香"，据《医方类聚》卷一七六引《疮科通玄论》改。

⑤ 腹：原作"服"，据《医方类聚》卷一七六引《疮科通玄论》改。

⑥ 通开：原作"痛间"，据《医方类聚》卷一七六引《疮科通玄论》改。

大黄二两　牡蛎半两，烧　山栀子三钱　地龙二钱，去土　甘草三钱，炒

上为粗末，每服五钱，水一大盏，同煎至六分，绞去再换涂之[①]。

痈疽杂方[②]

治[③]无名肿毒、石痈坚如石不作脓者，用生商陆根，捣，和盐少许，敷之，燥即换，取软为度。

治妇人乳痈妬[④]肿，削柳根皮，熟捣，火温热，加酒煮，亦可以白[⑤]囊贮熨之，冷更易。

治痈肿不痒不痛，肿硬如石，以橘皮二两，汤浸去穰，为末，入麝香少许，不拘时温酒调下二钱，甚妙。

治乳痈、痈肿，用鼠屎七粒，好酒半碗同研，热服，盖覆汗出即愈。

治疮骨出，用黄连、牡蛎各等分为末，先用盐水洗，后傅之。

治附骨疽及鱼眼疮，用狗头骨烧烟熏之，妙。

有人下红白痢，服痢药久不止者，识者曰：非痢也，此肠痈也。用乳香万应膏，丸如芡实大，每服十丸，用乳香汤送下，

---

① 绞去再换涂之：原书"涂之"二字换页，疑有缺版。《医方类聚》卷一七六引《疮科通玄论》本句作"绞去滓，温服，以利为度"。此方非外治方，"再换涂之"不知原系于何方，此当删。

② 痈疽杂方：原无，据下文内容加。

③ 治：原字不详，墨笔涂改为"治"。

④ 妬（dù）：乳痈。《释名·释疾病》："乳痈曰妬。妬，褚也。气积褚不通至肿溃也。"

⑤ 白：《延寿神方》作"帛"。

极妙。

治诸般疔肿初发，用苍耳子一大握，生姜四两，同研烂，入生头酒①一碗，去滓，热服，得大汗即愈。

治一切恶疮、疔、肿、痈、疽等不识者②疮，极有神效，用豨莶草、蚕蛦③七个④、乳香一钱为末，每服二钱，热酒调。肿如毒，连进二服，得汗为度。

又方，用丝瓜叶、连须葱、韮⑤菜，钵内捣烂如泥，以酒和服，以滓贴腋下。如病在左手腋⑥，贴右⑦腋下；如在右，贴左⑧腋下；在左脚，贴左膝⑨上；在右，贴右膝上；在中，贴心腋下。并用帛缚定，候肉下红线皆白则安。有潮热，用此法，却令人抱住，恐颤倒，则难救。

治疔毒甚，欲死者，用菊叶一握，捣绞，取汁一钟，入口即活。

又方，用苍耳子，或叶或根，不拘多少，烂研如泥，米⑩醋脚⑪涂丁肿上，妙。

取丁法，用蜂蜜与葱同研为膏，先将口拨动，或者疮口不

---

① 生头酒：第一次滤出的酒。
② 者：《延寿神方》作"之"字。
③ 蛦：为蜓［tíng］异体字，于义不通。疑为茧的繁体字"蠒"的俗写。
④ 个：原作"筒"，据《延寿神方》改。筒、箇（个）形近而讹。
⑤ 韮：古同"韭"。
⑥ 腋：疑衍。《延寿神方》无。
⑦ 右：《延寿神方》作"左"。
⑧ 左：《延寿神方》作"右"。
⑨ 膝：《延寿神方》作"胯"，下句同。
⑩ 米：原作"未"，据《延寿神方》卷四改。
⑪ 醋脚：积聚于容器底部的混浊醋液。

见血，将药涂在疮上，用帛缚之。如人行一里①者，若见疼痛，更待多时，其丁自出。从人用生肌肤之药贴，更忌一切毒物。

治疔肿，以针刺破四边，用石榴皮末着疮上，以破其四边，灸，以痛为度，仍用帛裹疮，经宿连根自出。

又方，以苍耳烧灰，和猎②猪脂封之，其根自出。

又方，生捣苍耳根叶，和童子小便，绞取汁，冷用，以一日三度，甚效。

医门第一方，治一切无名肿毒恶疮，推积滞，除腹痛。用沉香、木香、乳香各半钱，末。将巴豆去皮油，二钱。枣二个，去皮，捣成膏，和药收之，每服一丸，绿豆大，凉水送下。如欲过三行，先吃凉水三口，然后用凉水送下；如五六行，依数③与水。

治面痣，用信④少许，糯米半两，斑蝥⑤三个同炒，赤⑥黄色，去米。又将大蒜一个，同斑蝥、信捣烂，用针刺破，点上此药，甚妙。忌生水。

治远年近日里外臁疮，用川黄柏一大块，刮去粗皮，用蜜蘸，炙，蜜再蘸干，三五次，细锉为末，水调成膏。先用葱、椒煎汤，洗净疮，拭干，以真轻粉不拘多少，细研，入疮内，按实后，贴黄柏膏，用红绢束之，不可动移，疮甲自落。

治一切疮肉出，以乌梅烧灰，研末，傅之恶肉上，极妙。

---

① 里：原作"主"，据《延寿神方》卷四改。
② 猎：《延寿神方》卷四作"腊"。
③ 数：原作"教"，据《延寿神方》卷四改。
④ 信：即信石，砒石的别称。
⑤ 斑蝥：原作"班苗"，据《延寿神方》卷四改为"班猫"，本书统一改为斑蝥。
⑥ 赤：《延寿神方》作"糯米"。

治大风疮及木棉疔等恶疮，用大蝮蛇一条，勿令伤，以酒渍之，大者酒一斗，小者酒五升，以糠火煨令熟。稍稍取蛇一寸许，以腊月猪膏和涂疮上，妙。

治一切瘰疬，三四年者二服，五六年者即二服。用斑蝥、僵蚕、赤小豆、甜瓜、蓖①麻、雀屎白、磨刀泥六味，将斑蝥去头、翅、足，等分，为细末，十岁以上一钱，二十岁以上二钱，虽岁多不②过二钱，四五更无根水用③下，过三个时辰，阴人以小水④中出，阳人以大便中出，见赤白色者是其疾也，要出九次。如毒未出，过三日再服，即断其根。服药日只食白粥，不许食一切物，大忌鱼腥油腻。

治瘰疬溃⑤烂久⑥不治者，用大蜈蚣一条，瓦盛烧灰，研末，清油调涂，三四次即愈。

又方，用鼠骨，乱发如鸡子大，以三年腊月猪脂煎之，令鼠骨、发俱消，半涂疮，半调酒服，须臾鼠子从疮中出。

---

① 蓖：原作"茎"，据《延寿神方》卷四改。
② 不：原作"六"，据《延寿神方》卷四改。
③ 用：《延寿神方》卷四作"调"。
④ 小水：即小便。
⑤ 溃：原作"渍"，据《延寿神方》卷四改。
⑥ 久：原作"人"，据《延寿神方》卷四改。

卷之八

河间刘守真先生外科秘要

麻药

猪牙皂角　木鳖子　紫金皮　白芷　半夏　乌药　土当归　川芎　川乌各五两　草乌　舶上茴香　坐拏①酒煮熟　草乌各一两②　木香二钱

伤重者，手近不得者，更加坐拏、草乌各五钱，及蔓陀③萝花五钱，同入药。

上并无制煅，为末。诸样骨碎、骨折④、出臼⑤窝者，每服二钱，好红酒调下，麻倒不识痛处。或用刀割开，或用剪去骨锋者，以手整顿骨节归元，端正，用夹夹定，然后医治。或箭镞入骨不出，亦可用此麻药麻之，或用钳出，或用凿开。取出后，用盐汤或盐水与服，立醒。

---

① 拏［ná］：通"拿"，下同。

② 坐拏酒煮熟草乌各一两：原作"坐拏草酒煮熟各一两"。坐拏全称为坐拿草，但后文有"更加坐拏、草乌"字样，说明原方有草乌，原文应脱"乌"字，参《世医得效方》卷十八补，并据该书将小字分属于二药后。另，"熟"字《世医得效方》作"热"字。

③ 陀：原作"它"，形近而讹，当作"陀"。

④ 折：原作"拆"，据《世医得效方》卷十八改。

⑤ 白：原作"旧"，据《世医得效方》卷十八改。危著此后无"窝"字。

合疮口

松皮散 治金刃箭镞，傅疮口，兼能生肉。

老龙皮[①]二分，末　生石灰二停，矿者，用瓦盛上，用瓦盖，灰火

四畔上下炼一夜，至晓，取出研细

上为末，傅上，止血收疮口，立效。

又方

降真香　牛膝　石灰　人骨醋炒　真龙骨　老松皮各一两

上为末待用。

上用黄牛胆，将小竹筒秤入胆中，以石灰末从管中入胆内，

挂高处日干。要用刀破开，同前诸药为末，傅疮肚中，不痛

自愈。

止血收疮口方 藏血用此。疮大者，以灯心蘸入孔中。

白胶香主接骨　老松皮　白芷　龙骨　血蝎[②]各一两

上为末傅之。一方无白胶香，有土朱二两，用瓦盛，瓦盖

炼一日一夜。人[③]骨烧灰。

损伤疮疡治方[④]

治打扑伤，损伤不可忍者

白术炒　当归炒　粉草　川白芷　没药另研　交趾桂　明乳

---

① 老龙皮：又名石龙皮、石龙衣，为牛皮叶科植物肺衣、裂芽肺衣、平滑

南肺衣、肺衣、网肺衣等的地衣体。功效消食健脾，利水消肿，祛风止痒。

② 蝎：疑为"竭"之误。

③ 人：疑为"龙"之误。

④ 损伤疮疡治方：原无，据下文内容补。

香另研

上为末，入别研药令匀①。

治破伤风　自诸疮口入水，为破伤风，项强、牙关紧闭、欲死者。

防风去芦②　天南星汤泡。等分
上为末，每服三钱，童子小便一大盏同煎，热服。

治打扑伤、损伤　皮不破，浮肿者，乃③角血出④，用此退之。

紫金皮　苍术　猪牙皂角盐醋炒　鸡脚风叶　骨碎补各等分
上为末，水调敷肿处。

神白膏　贴五发⑤未破。

南星　大黄　草乌　白蔹各半两　蚌粉　大柏皮各一两　赤小豆二合

上为末，取芭蕉头研取汁，调角四畔，加乳香、没药。

粉射散⑥　治外臁⑦疮烂臭，数十年不愈者。

生龟一个，乌者，打死，去肉取壳，酸醋一碗，炙，令蘸

---

① 匀：原阙，据《世医得效方》卷十八补。

② 芦：原缺。本方又见于后面"治棒杖刀斧伤"条，防风注"去芦"，据补。防风入药多去芦头。另，本节于《世医得效方》卷十八称玉真散，防风注云"去叉"，意同。《本草纲目》"防风"条引《别录》："叉头者，令人发狂；叉尾者，发人痼疾。"

③ 乃：《世医得效方》卷十八"苍术散"条作"及"。

④ 出：《世医得效方》卷十八"苍术散"条无此字。

⑤ 五发：指痈疽中的五发证候。孙一奎《赤水玄珠》"五发痈疽论"云："夫五发痈疽者，谓发背、发脑、发鬓、发眉、发颐是也。"

⑥ 粉射散：《世医得效方》卷十九作"粉麝散"，义胜。

⑦ 臁：原作"膁"，据《世医得效方》卷十九改。

醋干为度，仍煅白煜①尽，存性，用碗盖地上，出火毒。

上为末，入轻粉、麝香伴匀。临用，先用葱水洗干，用药掺上。

必胜丸 治瘰疬，不以年深日近，及脑后两边有小结核连复数个，兼劳瘵②腹内③有块。

鲫鱼一个，去腹肚并子，入雄黄一粒，鸡子大，朱砂一钱，填于腹内，仰安鱼于炭火上，烧，烟尽取出。以全蜈蚣一条，蓬术半两，栀子五个，皂角二挺，蓖④麻五个，去皮，灯上烧。黄明胶三寸，皂角二挺，去皮，酥炙。

上为末，别用皂角二挺，去皮，槌碎，以水三碗，揉汁，去滓，煮精羊肉四两，入轻粉五匣⑤，男子乳汁⑥半两，同研成膏，和药末，丸如绿豆大，朱砂为衣，温酒侵晨⑦十丸，日一服，至晚，下肉疙疸⑧子。若项有五个，则以五服药取之，视其所生多少，以为服数，既可更进数服。如热毒疮疖未有头顶者，亦用消散。

一方，加巴豆三七粒，烧存性入。

---

① 煜：疑同"熪"，即烟。
② 瘵：原作"疗"，据《世医得效方》卷十九改。
③ 内：原作"肉"，据《世医得效方》卷十九改。
④ 蓖：原作"萆"，据《世医得效方》卷十九改。
⑤ 匣：《三因极一病证方论》作"厘"。
⑥ 男子乳汁：宋·陈无择《三因极一病证方论》、元·危亦林《世医得效方》均同。疑指生育男孩的妇女乳汁。如明·龚廷贤《鲁府禁方》卷二"驻世金丹"条"人乳"后注："要壮盛妇女初生男子乳汁。"
⑦ 侵晨：天快亮时，拂晓。侵，临近，迫近。
⑧ 疙疸：原作"疙子疸"，"子"字疑衍，据《世医得效方》卷十九删。疙疸，同"疙瘩"。

治乳头裂破　用秋后或冷露时或霜中茄花，阴干，烧灰，调冷水，涂上。

治反花疮[①]　用马齿苋阴干，烧灰，调猪油涂上。

治妳[②]**劳痛烂见心者**　猫儿腹下毛，锅内煅，存性为末，干掺或清油调涂，入轻粉少许。

治附骨疽久不瘥　脓血坏败，或骨从疮孔中出。

用大虾蟆一枚，乱发一团，鸡子大，猪油四两。上猪脂油煎前项药，滤去滓，凝如膏，贴之。凡贴，先以桑白皮、黑豆煎汤，洗拂拭干，煅龙骨为粉掺疮口四畔，令易收敛，却用膏药贴之。

平血饮　治偏[③]身生疮，脓血臖[④]肿，极痛且痒。

用干葛、赤芍、升麻各一两，粉草五分，天麻，蝉蜕，上锉，与败毒散合服，加生姜、薄荷、生地黄、麦门冬去心，不拘时服，大效。

治遍身疮　百药不效。

槟榔五个　硫黄生者，五钱，为末　腻粉五分

上为末，每服一钱，安于手心内，油调，夜卧时涂外肾，

---

① 反花疮：即翻花疮，指生疮溃后，胬肉由疮口突出，头大蒂小，表面如花状者。

② 妳：同"奶"。

③ 偏：《世医得效方》卷十九作"遍"，于义为胜。

④ 臖［xing］：肿痛。原作"臖"，形近而讹。据《世医得效方》卷十九改。

不得洗手，但察^①手令干也。一二日疮即愈。

治反花疮 其形如花开之状，用马齿苋阴干，烧灰存性，以猪油调涂，极效。

又方 以鸡肠草细研取汁，以拂其疮，上以塞^②盖之。或为末，周^③猪油调，极效。

治恶疮 用苦练树^④根皮烧灰，以猪油调涂，极效。

治瘰疬雄黄散 久作不愈，寒热往来，项筋挛急，已破未破，并皆服之，立见逐下恶物，自小便中出来。

通明大雄黄　颗头朱砂各三钱　水银三钱　斑蝥二十八个，去足翅，用糯米炒

上先以斑蝥为末，雄黄、朱砂另研为末，再入水银细研，合，用鸡子清、糯米粉调糊为丸，如绿豆大。每服三七丸，米饮或温酒下。如恶物未见来，来朝再服一服。

治瘰疬至验方 已作者。

乌鸡子七个　斑蝥四十九个，去足、翅

上每鸡子一个，去顶，用箸^⑤搅匀，入斑蝥七个，以纸糊盖，于饭上蒸熟，取开，去斑蝥，食鸡子，每服一个。煎生料^⑥五积散咽下，服不过四五个，已破者生肌，未破者内消散。

---

① 察：《世医得效方》卷十九作"擦"。
② 塞：《世医得效方》卷十九作"淬"。
③ 周：疑误，据上下文应为"用"。
④ 苦练树：即苦楝树。
⑤ 箸：原作"筋"，形近而讹。箸，筷子。《世医得效方》作"箸"。下同。
⑥ 生料：未经加工的药材原料。

治瘰疬累经未效久年不愈者经效方

用不蛀皂角子一百粒，用米醋一升，硇①砂二钱，同煮。醋尽，炒令酥。看数疬子多少，如生一个，服一枚，生十个，服十枚。细嚼，米汤下。酒浸煮服亦可。

治瘰疬立应散　神效，已破、未破皆可服。

连翘　赤芍　川芎　当归　甘草炙　滑石研。各半两　黄芩三钱　白牵牛生，取末　川乌七个　土蜂蜜水洗，饭上蒸，日干，二钱半　地胆②去足翅，糯炒黄为度，三钱。地胆即斑蝥也

上为末，浓煎木通汤调下，卧时服。毒气从小便中出，涩痛不妨，其毒物如粉片、血块、烂肉是也。如未③效，后再服，继以薄荷解其风热。且地胆性带毒，济以川乌尖，或冲上麻闷，不能强制，嚼葱一寸，茶清下，以解之。如小便涩，灯心煎汤调五苓散服。疮上用好膏药贴。若疔痈疽，用此宜导恶物，本方去黄芩不用。

治瘰疬蜗牛散　已溃、未溃皆可用。

蜗牛不拘多少，已④竹索串尾上，晒干，烧存性。上为末，入轻粉少许，猪骨髓调，用纸墨、病大小贴之。

洗傅方

白芷煎汤，泡荆芥，候温，软帛蘸洗，拭干，好膏药，脓

---

① 硇（náo）：古同"硇"。

② 胆：原作"肬"，形近而讹。参《世医得效方》改，下句同。本方用法中亦写作"地胆"。

③ 未：原作"末"，据《世医得效方》改。

④ 已：通"以"，用。

汁恶肉尽后药傅之。

又一方 用蜗牛带壳七个，生肉，入丁香七粒妆于^①壳内，烧存性，与肉同研成膏，用纸花贴之。此方在前

洗后，用半夏、南星、血竭各一钱，轻粉少许，上为末，以津唾调傅。

一方 用五倍子、海螵蛸、槟榔、雷丸、灵脂、麝香，上为末，用清油调涂，湿则干掺。

天傅方 治瘰疬初作未破，更作寒热。

木鳖子二个，草乌半两，以米醋磨，入擂烂葱白连根、蚯蚓粪少许，调匀，傅疽疮上，以纸条贴，令通气孔尤妙。

敛疮口

血竭一字，枣子烧灰，半钱，麝香少许，石灰研，津唾调傅。

灸法

以手仰肩上，微举肘取之，肘骨尖上是穴，随患处灸，左灸右，右灸左。艾炷如少筋头大，再灸如前，三次不过，永无痒。如患四五年者，如或用药靥^②之不退，辰时着艾火灸，到申时即落。

所感稍深，若作三次作灸，平安。

又法，以蒜片放疬子上，灸七壮一易蒜，多灸取效。

---

① 妆于："妆"通"装"。《世医得效方》卷十九作"于七"，于义为胜。
② 靥:《类篇·面部》："靥，面上黑子。"此指疮口黑色痂皮。

瘤赘

南星膏

治皮肤头面疮瘤，大者如拳，小者如粟，或软或硬，不疼不痛，宜服，以可①辄用。上用大南星一枚，细研稠黏②，用米醋五七滴为膏。如无生者，用干者醋调，磨末如膏。先将小针刺痛处，令通气，却以药膏摊纸上贴，相瘤大小贴之。

治小瘤方

先用甘草煎膏，笔蘸妆③瘤傍四围，干后复妆。凡二三次后，以大戟、芫花、甘遂，上为末，米醋调，别笔妆傅其中，不得近着甘草处。次日缩小，又以甘草膏妆小晕三次，中间仍用大戟、芫花、甘遂如前法，自然焦缩。凡瘤、肉瘤、骨瘤、脓瘤、血瘤、石瘤皆不可决，惟脂瘤可决，去其脂粉则愈。盖几种瘤疮，惟肉瘤尤不可治，治则杀人。

系瘤法　兼去鼠奶④痔，真奇药也。

芫花根净洗带湿，不得犯铁器，于木石器中捣取汁。用线一条，浸半日或一日，以绵系瘤，经宿即落。如未落，再换线，不过两日自落。后以龙骨、柯子⑤末傅之，口即合。系鼠奶痔，依上法，累用大效。如无生芫花根，只用干芫花泡浓水浸线。

---

① 以可：当作"可以"。

② 黏：原作"妆"，据《世医得效方》卷十九改。

③ 妆：原指装饰、脂粉，此指涂抹。下同。

④ 奶：原作"妳"，据《世医得效方》卷十九改。下同。鼠奶痔指肛门内所生之赘生物。

⑤ 柯子：即诃子。

黄丹散 治鼻齇赘子及面上雀儿斑①，好点痣。

黄丹　硇砂　巴豆_{去油}　饼药_{各一钱}

上为末，入生矿石灰末一匕，鸡子清调匀。酒齇用鹅毛刷上，雀儿斑竹针刺破，挑药点之，綵②觉痛及微肿，可去之。

杂治方③

治棒杖刀斧伤 疼痛不可忍者。

防风_{去芦}　南星_{汤泡}

上锉散，每服三钱大④，水酒各半盏，生姜槌碎同煎，通口服⑤，甚者不过三服。又好治破伤风，用小便煎，热服。

治脚肚上生疮 初则如粟米，渐渐大，爪⑥搔不已，成片包脚相交，又染一脚，黄水出，痒不可忍，久成痼疾，最难愈。百药煎研细，津唾调，逐晕涂傅，自外而入。先以贯众煎汤洗，后用傅。

又方 用石榴皮煎浓汁，稍冷拂疮上，冷如冰雪，即不成痂。

生肌散 治痈疽疮疖，敛疮口，生肌肉。

赤石脂　海鳔鮹　龙骨_{各一两}　乳香　没药　血蝎_{各二}

---

① 斑：原作"班"，据《世医得效方》卷十九改。下同。
② 綵：同"纔"，才。
③ 杂治方：原无，据下文内容补。
④ 三钱大：《世医得效方》卷十九作"三大钱"。
⑤ 通口服：服药方法，一次全喝完。下同。
⑥ 爪：通"抓"。

钱　轻粉一钱　朱砂　郁金　黄丹飞过①　黄连　白芷

上为末，糁②疮口上，用灯心数茎，以膏药贴之。

治疮口久不合

木香　槟榔各一钱　黄连二钱

上为细末，糁疮口上，如痛，加当归一钱。

治诸般恶疮　追毒去死肉。

白矾二两　硇砂三钱　黄丹一两

上三味为末，入铫③内同炒，尽水为度，每服量疮贴之。

升麻和气饮　治疮肿疥疥痒痛。

升麻　桔梗　苍术　干葛　甘草　大黄炒。各一钱　陈皮二

钱　当归　半夏　茯苓　白芷　干姜　枳壳各五分　芍药一钱五分

上作④一服，水二钟，姜三片，煎至一钟，食远服。

治寒、热、风、湿四嗽立效。饶时济传。

半夏　紫苏　天花粉　熟地黄　百合　贝母　知母　杏

仁　马兜铃　北柴胡　甘草　桔梗　黄芩　黄柏　紫菀　麦门

冬　天门冬　人参

上十八味，水一碗半，姜三片，煎七分，不拘温服。

---

① 飞过：用水飞法炮制过。

② 糁（sǎn）：涂抹，粘。下同。

③ 铫（diào）：煮开水、熬东西用的器具。

④ 作：原作"怍"，形近而讹，据《奇效良方》卷五十四改。

治诸般咳嗽　名保和汤，专治痨嗽肺燥成痿者，大效。丁①。

知母　贝母　天门冬　麦门冬　款冬花<small>以上各三钱</small>　杏仁　薏苡②　五味子　天花粉<small>各二钱</small>　马兜苓　桔梗<small>各一钱</small>　当归　生黄②　紫苏叶　薄荷　阿胶<small>各五分</small>

各依常法修制成粗末，每服水二大盏，生姜三片，煎至一盏，去滓，入饴糖一匙服之。每日食之后进一盏，日进三次。如有后证，依法加入。

血盛，加蒲黄、茜根、藕节、大蓟、小蓟、茅花。

痰盛，加半夏、南星、橘红、枳壳、白茯苓、枳实、瓜蒌实。

喘盛，加桑白皮、陈皮、大腹皮、苏子、葶力、莱菔子。

热盛，加大黄、山栀、黄连、黄芩、连翘、黄柏。

风盛，加防风、荆芥、旋覆花、甘菊花、细辛、香附子。

寒盛，加人参、桂皮、白芍药、麻黄、蜡皮、五味子。

上六味③，依前证加入药内煎服，如磁石引针，婴儿认母，无中的④。世人医痨，百千万方，何以及此？

---

① 丁：序号，原在本方"知母"后，据后面数方体例移此。本方又名"丁字保和汤"，是元·葛可久《十药神书》中的第四方。

② 生黄：当为"生地黄"，脱"地"字。《济阳纲目》卷六十四作"地黄（生用）"。

③ 味：《济阳纲目》卷六十四作"等"，于义为胜。"六等"指前面六类加减情况。

④ 无中的：疑脱，当为"无不中的"。《济阳纲目》卷六十四作"无不中效"。

保真汤　治痨证，体虚骨蒸，服之决效。戊①。

人参　当归　生地黄　熟地黄　黄芪　白术　陈皮　厚朴　赤茯苓　白茯苓　甘草各一钱半　知母　黄柏　五味子　赤芍药　白芍药　骨皮各二钱　莲心五分

上二十一味②，依常法制之。每服用水二盏，生姜三片，枣子一枚，莲心七个，同煎一盏。去渣温服，每日三时，食前进三服。如有后证，加入后药。如服此药，时与保和汤相间服之，极效。

惊悸，加茯神、远志、百子仁、酸枣仁。

淋浊，加草③薢、乌药、猪苓、泽泻。

便涩，加木通、石韦、萹蓄。

遗精，加龙骨、牡蛎、莲须、莲子。

燥热，加滑④石、石膏、青蒿、鳖甲。

盗汗，加浮麦、牡蛎、黄芪、麻黄根。

上六味，依证加入前药内煎服，如雨露滋土，五谷养民，无不中的。世用滋补之药，碌碌凡杂，何以及此？

太平丸　治痨证喘嗽日久、肺痿、肺壅，并宜噙化，决然拔去病根。己⑤。

---

①　戊：序号。本方又名"戊字保真汤"，是元·葛可久《十药神书》中的第五方。

②　二十一味：前列药物只有18味，疑脱。《济阳纲目》卷六十四引此方尚有天门冬、麦门冬、柴胡，无莲心。

③　草：疑为"萆"之误。

④　滑：原作"活"，据《济阳纲目》卷六十四改。

⑤　己：序号。本方又名"己字太平汤"，是元·葛可久《十药神书》中的第六方。

天门冬　麦门冬　知母　贝母　款冬①花　杏仁各二两　当归　生地黄　黄连　阿胶各一两半　蒲黄　京墨　桔梗　薄荷各一两　北蜜四两　麝香少许　一方，加熟地黄。

上十六味，依常法修制，照前分两研为极细末，和匀，用银铫将蜜炼熟，取诸药末，搅匀，再上火，入麝香少许，可员即丸如弹子大。每日三食后浓薄荷汤嗽喉中，细嚼一丸，津唾送下，缓缓噙化。如痰盛，上床时先用饴糖伴消化丸一百丸送下，再噙化此丸，仰面而睡②，药必流入窍中，则肺清润，嗽亦退除。此服一日夜，嗽止三分；二日，嗽止五分；三日夜，嗽止八分；四日夜，嗽止十分；五日夜，其嗽全除；七日夜，其根永绝。大凡喘嗽，只服此药立愈。盖此药至诚修合，应之泛泛之辈必受其殃，慎之重之。

消化丸　庚③。

青礞石二两，煅金色④　橘红二两　白明矾三两，飞，研　生半夏二两　猪牙皂角一两，火灸，去皮　南星二两，生　枳壳一两半　枳实二两半　白茯三两　薄荷二两

上十味，修制如法，并为细末，和匀，以神曲打糊为丸，如梧桐子大。每服一百丸。上床时饴糖伴吞下，次噙嚼太平丸，二药相攻，痰嗽扫除根迹，立愈。

---

① 冬：原作"冷"字，据《济阳纲目》卷六十四改。
② 睡：原作"肿"字，据《济阳纲目》卷六十四改。
③ 庚：序号。本方又名"庚字消化丸"，是元·葛可久《十药神书》中的第七方。
④ 煅金色：原为大字，据文义应为注解，径改为小字。

杂补

论曰：彭祖云，使人丁壮不老，房室不劳，损气损力颜色不衰者，莫过麋角。其法，刮为末十两，用生附子一枚合之，酒服方寸匕，日三，大良。亦可熬令微黄，单服之，亦令人不老。然迟缓不及附子者。又以雀卵为丸，弥佳，服之二十日，大效。

琥珀散

治虚劳百病，除阴痿精清，力不足，大小便不利，淋状，脑门受寒，气结在关元，强行阴阳，精少余痨，腰脊痛，四肢重，咽干口燥，食无常味，乏气力，远视肮肮[1]，惊悸不安，五脏虚劳，上气满问[2]方。

琥珀研　无青子　胡麻子　车前子　蛇床子　菟丝子　枸杞子　庵萳子　麦门冬一升　橘皮　肉苁蓉　松脂　牡蛎各四两　松子　褚子[3]　荏子[4]各三升　桂心　石韦　石斛　滑石　茯苓　芎䓖　人参　杜衡　远志　续断　当归　牛膝　牡丹皮各三两　通草四分

上三十味，各治，下筛合捣二千杵，盛以章囊[5]，先食服方寸匕，日三夜一，用牛羊乳汁煎令热[6]。长服令人强姓[7]，轻体益

---

① 肮（huāng）：目不明。

② 满问：当作"满闷"。《备急千金要方》卷十五作"闷满"。

③ 褚子：疑为"楮子"，即楮实子。《备急千金要方》卷十五作"柏子仁"。

④ 荏子：即苏子。

⑤ 章囊：有花纹的口袋。

⑥ 热：《备急千金要方》卷十五作"熟"，于义为胜。

⑦ 姓：当作"性"。本句《备急千金要方》卷十五作"长服令人志性强"。

气，消谷能食，耐寒暑，百病除，虽御十女不劳损，令精实如膏。服后七日可能行房。久服老而更小，发白更黑，齿落重生。

苁蓉散　主轻身益气，强骨，补髓不足，能使阴气盛。

肉苁蓉　五味子　志智^①　甘草各一斤　生地黄卅斤，取汁　慎火草切　楮实子　干榛各二升

上为八味，以地黄汁浸一宿，出曝干，复渍^②，令汁尽为散。空心酒服方寸匕，日三服。三十日力倍常，御十女无损。

秃鸡散　有房室人常服勿绝方。

蛇床子　菟丝子　远志　防风　五味子　巴戟　杜仲　苁蓉各二两

上八味，治，下筛。酒服方寸匕，日二。无室勿服。

天雄散　治五劳七伤，阴痿不起，衰损者方。

天雄　五味子　远志各一两　苁蓉　蛇床子　菟丝子各六两

上六味，治，下筛。酒下方寸匕，日三，常服勿止。

治阴下湿痒，失精阴痿方

牡蒙^③　菟丝子　柏子仁　蛇床子　肉苁蓉各三两

上五味，治，下筛。酒服方寸，日三，以知为度。

治阴痿精薄而冷方

苁蓉　钟乳粉　远志　蛇床子　续断　薯蓣　鹿茸各二两

上七味，治，下筛。酒服方寸匕，日二。多房室，倍蛇床

---

① 志智：《备急千金要方》卷二十作"远志"。

② 渍：原作"溃"，据《备急千金要方》卷二十改。

③ 牡蒙：紫参别名。

子；欲坚，倍远志；欲大，倍鹿茸；欲多精，倍加钟乳粉。

治五劳七伤房事衰歇方

巴戟天　蛇床子　天雄　薯蓣各三两　雄蚕蛾十枚　五味子　石斛　苁蓉各五两　菟丝子　牛膝　远志各二两

上十一味，治，下筛。以酒服方寸匕，日三。

石硫黄散　极益房劳，补虚损方。

石硫黄　白石英　鹿茸　远志　蛇床子　五味子　天雄　姜活　白马茎　菟丝子　女痿各等分

上十一味，治，下筛。酒服方寸匕，日三。无房空勿服。

又方

罗摩六两　五味子　酸枣仁　柏子仁　干地黄　枸杞根皮各三两

上六味，治，下筛。酒服方寸匕，日三。

又方

车前子茎、叶、根，治，下筛，酒服方寸匕。

强阴益精常饵①补方

枸杞子一斤　天雄三两　苁蓉　石斛　干姜各八两　菟丝子　远志　续断各五两　干地黄十两

上九味，治，下筛。服酒方寸匕，日二，食无所忌。服药十日，候茎头紫色，乃可行房。

治男子阴气衰　腰背痛，苦寒，茎消少精，小便余沥出，失精，囊下湿痒，虚乏，服此令人充实，肌肤肥悦方。

---

① 饵：原作"银"，据《备急千金要方》卷二十改。

巴戟天　菟丝子　杜仲　桑螵蛸　石斛

上五味，等分，治，下筛。酒服方寸匕，日一。常服佳。

又方

薯蓣　巴戟天　山茱萸　丹参各五两　　人参同上　蛇床　五味子各四两　天雄　细辛各三两　桂心三两　干地黄十两

上十一味，治，下筛。酒服方寸匕，日二夜一。

又方

五味子　蛇床子各二两　续断　牛膝各三两　车前子　苁蓉各四两

上六味，治，下筛。酒服方寸匕，日二。

杜仲散　益气补虚，治男子羸瘦短气，五脏痿损，腰痛，不房室。

杜仲　蛇床子　五味子　干地黄六两　苁蓉　远志各八两　木①防己五两　巴戟天七两　菟丝子十分

上九味，治，下筛。食前酒服方寸匕，日二。长服不绝，佳。

苁蓉散　补虚益阳②，治阳气不足，阴囊湿痒，尿有余沥，漏泄③虚损，云为不起方。又方见前。

苁蓉　续断各八两　蛇床子九分　天雄　五味子　薯蓣各七分　远志六两　干地黄　巴戟各五两

上九味，治，下筛。酒服方寸匕，日三。凡病皆曰醉饱后，

---

① 木：原作"本"，据《备急千金要方》卷二十改。

② 苁蓉散补虚益阳：《备急千金要方》卷二十作"苁蓉补虚益阳方"。

③ 泄：原作"浅"，据《备急千金要方》卷二十改。

或瘦极之余而合阴阳，致成此病也。

白马茎丸 治空房独怒，见敌不兴，口干汗出，失精，囊下湿痒，尿有余沥，卵偏大引疼，膝冷茎酸，目中晄晄，小腹急，腰有①强，男子百病方。

白马茎 石韦 天雄 远志 赤石服② 蛇床子 石菖蒲 薯蓣 杜仲 括楼根③ 肉苁蓉 石斛 续断 牛膝 山茱萸 柏子仁 细辛 防风各八分

上十八味，为末，白蜜丸如梧桐子大。酒服四丸，日再服，渐加至二十丸，七日知，一月日百病愈。

治阴瘘④方

雄鸡肝一具⑤ 鲤鱼胆一枚

上二味，阴干百日，为末，雀卵和丸如小豆大。每服一丸，日三。

又方

菟丝子一升 雄鸡肝三具，阴干百日

上二味为末，雀卵为丸如小豆大。每服一丸，日三。

又方

干榛 白术 甘草 菟丝子 苁蓉 牛膝 巴戟天 五味子 桂心各三两 石南藤 石龙芮各一两 干地黄四两

上十二味为末，蜜和为丸如梧桐子。酒服二十丸，日三。

---

① 腰有：《备急千金要方》卷二十作"腰脊"。
② 赤石服：《备急千金要方》卷二十作"赤石脂"。
③ 括楼根：《备急千金要方》卷二十作"栝楼根"。
④ 阴瘘：《备急千金要方》卷二十作"阴痿"。
⑤ 具：原作"早"，据《备急千金要方》卷二十改。

又方

蜂房灰，夜卧傅阴上，即热起。无房室不可用。

治阳不起方

原蚕蛾末连者一升，阴干，去头、足、羽，为末，白蜜丸
如梧桐子大。夜卧服一丸，可行十室，菖蒲酒止之。

又方

磁石五斤，研，清酒三斗，渍[①]二七日。每服三合，日三
夜一。

又方

常服天门冬亦佳。

又方

五味子，一升新好者，治，下筛，酒服方寸匕，日三，稍加
至三匕。无所慎，忌食猪、鱼、大蒜、大醋。尽一剂即得。加百
日以上可御千女。服药常令相续不绝，四时不废，功能自知。

又方

菟丝子　五味子　蛇床子各等分
上三味为末，蜜丸如梧桐子大。饮服三丸，日三。

又方

蛇床子　菟丝子　杜仲各五分　苁蓉八分　五味子四分
上五味为末，蜜丸如梧桐子大。每服酒下四十丸，日三
夜一。

---

① 渍：原作"溃"，据《备急千金要方》卷二十改。

壮阳道方^①

蛇床子末^②，三两　菟丝汁二合^③

上二味，相和涂上，日五遍。

冷暖适性方

蛇床子　苁蓉　远志各三分　附子一枚

上四味为末，以唾^④和丸如梧桐子，涂茎头内^⑤玉泉中。

一行当百，思想不忘^⑥方

蛇床子三分　天雄　远志各二分　桂心一分　无食子一枚

上五味为末，唾丸如梧桐子。涂茎头内玉泉中，稍时扁^⑦体^⑧。

治诸般气疼名天香正气散

乌药一钱半　香附六钱　陈皮　紫苏　干姜各六分

上咬咀，用水一碗，姜三片，煎七分，通口服。

治瘰疬暗消

漏芦五钱一两　朱砂二钱　天竺黄一钱　白矾二两

上为末，用木通汤，食后下五十丸。黄腊二两为丸。

---

① 道方：原作"方道"，据《备急千金要方》卷二十改。
② 末：原作"木"，据《备急千金要方》卷二十改。
③ 合：原作"今"，据《备急千金要方》卷二十改。
④ 唾：原作"哩"，据《备急千金要方》卷二十改。
⑤ 内：同"纳"。
⑥ 忘：原作"忌"，据《备急千金要方》卷二十改。
⑦ 扁：通"遍"。
⑧ 体：《备急千金要方》卷二十作此后有"热"字，疑脱。

治瘰疬先服要效散后用烂药

烂药：斑蝥、信石、威灵仙、草乌、黄丹。

上为末，用饼药调涂，外用膏药贴，一日一次，再用菊花散日日洗，后用生肌[1]散如常，用五香连翘散服。

桃花散 治一切疮，生肌。

白及　白蔹　黄柏　黄连　乳香　没药　麝香　黄用[2]等分

上为末，干掺疮，一日二三次，二三日平满。

又生肌散

催干漂消[3]　雄黄　乳香　没药　龙骨　赤石脂　无名异

上为末，干掺上。

枳壳散 常服。

防半[4]　川芎　细辛　枳壳　桔梗各四两　甘草炙，二寸　干葛一两半　香附子　砂仁

十全内托散 常服。

人参二两　当归　黄芪[5]　桔梗　川芎　防风各一两　官桂　白芷　甘草　厚朴各一两

每服七八钱，水一碗，姜五片，煎七分，随疮上下服。

---

① 肌：原作"饥"，参后文改。
② 黄用：《黄帝素问宣明论方》卷十五作"黄丹"。
③ 催干漂消：疑指海鳔蛸，即乌贼骨。南朝《刘涓子鬼遗方》中的生肌散方与本方部分相似，其中即有"乌鱼骨"。
④ 防半：《世医得效方》卷三作"防风"。
⑤ 芪：原作"嗜"，参《瑞竹堂经验方》卷十三改。

校注后记

《新刊东溪节略医林正宗》为明代医家饶鹏的著作。该书国内未见传本，孤本仅见于日本公文图书馆内阁文库，此前曾被丹波元胤《医籍考》（即《中国医籍考》）著录。该书的存世和回归是中医文献史上的幸事，因此加以校注整理，以供学界利用。同时本次也对该书的源流、内容和价值进行了初步的研究，现介绍如下。

一、关于作者及其生平

作者饶鹏，字九万，号东溪，江西临川人。其生卒年不详。根据该书序跋介绍，其长期在广海（今两广一带）行医，医术高明，明正德壬申（1512）以医功得官。

关于作者饶鹏的情况，未查得更多文献。目前所见关于作者名字有其他写法，多为误植。如《江西历代著作考》将作者写作魏鹏①，称源自《海外回归中医善本古籍丛书》所收的《节略医林正宗》黄玠序，但该书明确记载作者是饶鹏而非魏鹏，明显是误书。《盱江医学研究》则将作者记为姚鹏，但同时又载有饶鹏，两条分别称饶鹏"抚州人，精医术"，姚鹏"精医术，撰《节略医林正宗》"②，怀疑实为同一人。因未提供资料来源，无法查证。

---

① 康芬，龙晨红.江西历代著作考［M］.南昌：江西人民出版社,2015：406.

② 何晓晖，陈明人，简晖主编.盱江医学研究［M］.北京：中国中医药出版社,2018：13.

此次整理中发现该书提到的两个人物，有助于判断作者生活年代。一是书中提到一则治疗兵备谢汝仪的医案。兵备是官名，是明制于各省重要地方设整饬兵备的按察司分道，兵备道道官通常由按察司的副使或佥事充任，主要负责分理辖区军务，监督地方军队，管理地方兵马、钱粮和屯田，维持地方治安等。据查，明朝中期确有名谢汝仪的官员，系浙江鄞县（今属浙江宁波）人，明嘉靖《宁波府志》有传。谢汝仪（1489—1536），正德甲戌（1514）进士，先任余干知县，后任监察御史，先后督直隶三省马政和巡按广西，后任岭东道①兵备，参与平定曾蛇仔②，后转任福建漳州兵备道，嘉靖九年（1530）升为福建省巡海副使（《明世宗实录》卷一一〇），嘉靖十年（1531）改任云南布政司左参政，后又任江西按察使。

另一人为书中提到的"河源杨县尹"，查乾隆《河源县志》卷四，整个明朝河源县只有一位杨姓县令，即嘉靖四年（1525）上任的福建莆田人杨大黍。

以上两人的情况均与饶鹏的生活年代符合，他们三人的交集主要是嘉靖前期在广东河源一带。这里要讨论书中称谢汝仪为"老爹"之事，这一时期谢汝仪不到40岁，如此称呼似不合适；如属实，则饶鹏年应该小于谢氏，那么他遇到黄玠时也不到40岁，而黄玠称他为"叟"，又说"天隆其寿"，显然不合理。故本书认为"老爹"应为"老爷"之误，是对谢汝仪的官称。在实际年龄上饶鹏应长于谢氏。黄玠称饶鹏"寿隆"，姑且推测时年60岁，则饶鹏约出生于明成化四年（1468），正德七年（1512）以

---

① 岭东道：明代广东分巡道五道，岭东道辖惠州、潮州二府。
② 曾蛇仔：名曾维德，明代广东民变首领之一，嘉靖六年（1527）流劫河源、翁源一带。

医功得官时 44 岁，生活到嘉靖七年（1528）以后。

书前黄玠序中提到在长乐（今广东五华）遇到饶鹏，长乐与河源相距不远，故这一带可能是饶鹏在广东生活和行医的主要区域。序中又说饶鹏"久游广海"，广东旧有"广海卫"，属今广东台山，为明代广东四大卫所之一，但位于广东南部，距河源、五华较远。我们倾向于认为文中的"广海"并非指广海卫，而是一种泛称，有如"岭海""粤海"一样，泛指广东各地。

二、《东溪节略医林正宗》的版本及内容

据黄玠称，"饶氏为医，尤推崇四子"，"四子"即张仲景、朱丹溪、李东垣、刘河间，故撰书《四子医要》，刊刻时更名为《东溪节略医林正宗》，简称《医林正宗》。现存版本名为《新刊东溪节略医林正宗》，"新刊"二字似表明此前曾经刊行，但未见存世，故《中国人物辞典》称《节略医林正宗》一书已佚[①]。明代书目曾记载有《医林正宗》一书，如周弘祖《古今书刻》中就有《医林正宗》，但未著录作者姓名。而明《万卷堂书目》著录"《医林正宗》八卷，虞抟撰"，但此条实为虞抟《医学正传》之误，与饶氏书无关。在明李时珍《本草纲目·引据古今医家书目》（1578）也著录饶氏《医林正宗》，并数引该书之文，证明该书曾一度流传。但目前各种版本在国内均已不存，仅日本存此刻本。

此《新刊东溪节略医林正宗》八卷，木刻本。版框高 17 厘米，宽 12 厘米。每半叶十行，行二十字。白口，上下双黑鱼尾，四周双边。版心题"东溪集"。首为"嘉靖戊子（1528）福

---

① 中国中医研究院中国医史文献研究所主编，中医人物词典［M］．上海：上海辞书出版社，1988：450.

建漳之龙溪东紫樵云黄玠新刊东溪节略医林正宗序"。次为正文八卷，书后有多纪元简手跋："天明戊申（1788）正月十四日获之于城东书铺。廉夫识。"

正文八卷中，卷首仅题书名"新刊东溪节略医林正宗"及卷次，无责任人署名，内容为脉、药入门歌赋。首为"脉赋"，与宋代流行之托名王叔和的《脉赋》并不相同。次为"寒热温凉药赋"，即托名李东垣之《药性赋》（四性）。再次为"玄理秘序"，化裁自宋刘开《脉诀理玄秘要·脉旨纲领》。其后摘引其时流行之六陈、十八反、十九畏、妊娠服禁、引经药报使等药歌。卷二以后为临床各科内容，冠以"四子"名义，如卷二至卷四书名下有"长沙张仲景先生伤寒方法（或治方）"，卷五书名下为"丹溪朱先生气血痰郁四证方"，卷六书名下为"东垣李先生治内损方"，卷七、八书名下有"河涧（间）刘先生治痈疽疮疖方法"字样。

但从内容来看，二至七卷只能说与"四子"相关，并非完全从四人著作中摘录而成。例如"长沙张仲景先生伤寒方法（或治方）"三卷，实际蓝本是明代陶华的《伤寒六书》。虽然陶华著作在名义上也是对张仲景《伤寒论》的发挥，但有大量自创理论和医方，与张仲景原有方药差异颇大。其余各卷，虽然均引有朱丹溪、刘完素、李东垣的一些医方，但同时也参合了许多其他方书内容。因此可以说，《新刊东溪节略医林正宗》以饶鹏以张仲景、刘完素、李东垣、朱丹溪四家学术为纲，节略多种医书内容并附以个人经验的一本综合性医著。

三、今本《新刊东溪节略医林正宗》中的错讹情况

目前所见的《新刊东溪节略医林正宗》中，存在大量的错

讹情况。

　　一种情况是文字错植或缺漏，这样的问题相当普遍，以致于影响到对全书的阅读。本次校注力所能及地与原文出处进行查证，纠正了不少这样的问题。

　　常见情况，其一是字形近似导致的错误，如"便"与"使"、"及"与"反"、"苓"与"芩"、"当"与"雷"等。也有的错得并没来由，如二陈汤中的"白茯苓"，原小注为"去皮"，但此书刻作"去白"。这类错误如果不订正，读者就很难明白其意。

　　其二是影响文义的缺字或衍字，像药名防风后仅小注"去"字，明显不完整，经对照补入"芦"字，"防风去芦"才有意义。又像"鹿茸壮精血，腰足崩之均补痰"，"补痰"肯定说不通，经对照原文为"腰脊崩漏之均补"，不但没有"痰"字，全句也更通顺；而下一句"虎颈骨理膝疼风毒之用"更不知所谓，经对照原文，当为"虎胫骨壮筋骨，寒湿毒风之可驱"，与前句对仗。该书中除了文字错误之外，出现这样明显不通顺且不对仗的句子，不可能是作者原稿问题，必然是因为刻工水平低劣同时出版过程缺乏审核所致。一般情况下，初刻本往往经过作者审核，不致于存在如此明显的错讹。但现存版本既称"新刊"，很可能是书商重印的，其时饶鹏或许已不在世，也就无法审核了。

　　另一种情况更加严重，即存在多处错版，这已经影响到全书内容的完整性。最重要的错版见于以下例子：

　　图1中，"右作一服"句是煎服法，一般位于某条处方之后，但图中其右侧的文字并非处方，前后文明显不搭。

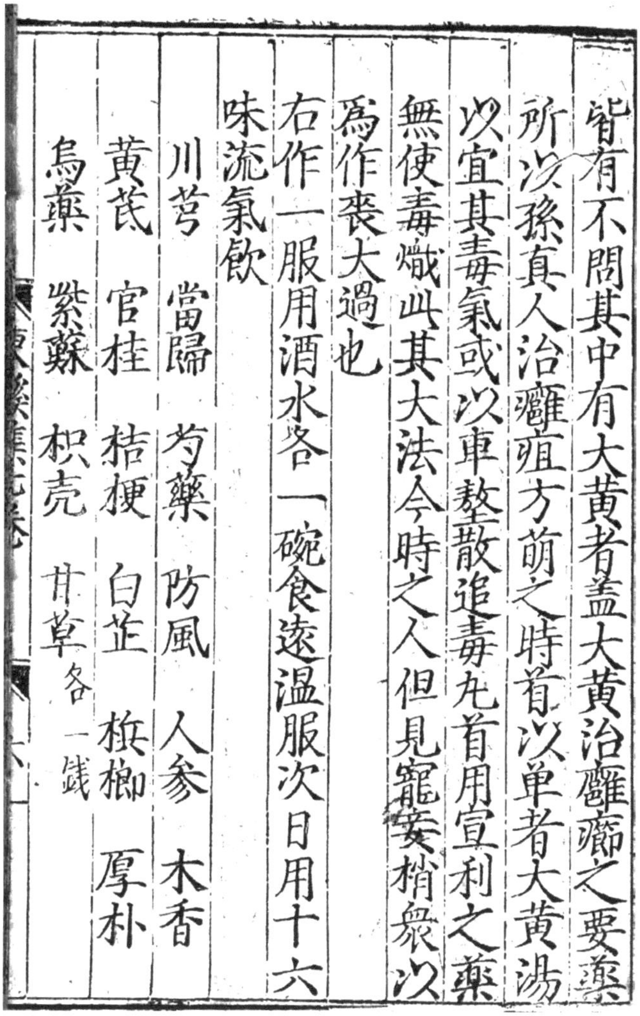
皆有不問其中有大黄者盖大黄治癰癤之要藥
所以孫真人治癰疽方前之時首以单者大黄湯
以宜其毒氣或以車螯散追毒丸首用宣利之藥
無使毒熾此其大法今時之人但見寵妾梢衆以
爲作衺大過也
右作一服用酒水各一碗食遠温服次日用十六
味流氣飲
川芎 當歸 芍藥 防風 人參 木香
黄芪 官桂 桔梗 白芷 檳榔 厚朴
烏藥 紫蘇 枳殼 甘草各一錢

图 1

而图 2 中，我们看到右数第三行与图 1 的右数第六行文字是一样的，而图 2 中第一、二行是药方，这样行方就比较合理。但再对比图 1 和图 2 中的“十六味流气饮”，又可发现其组成药物明显不同。

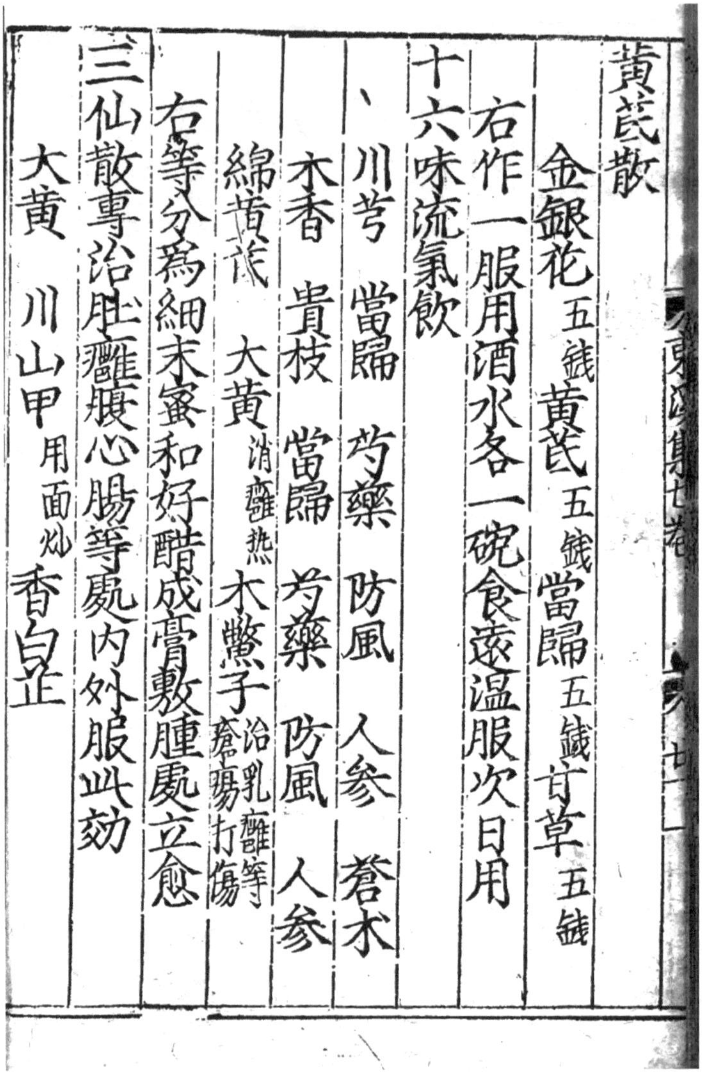

黄芪散

金銀花 五錢 黄芪 五錢 當歸 五錢 甘草 五錢

右作一服用酒水各一碗食遠溫服次日用

十六味流氣飲

、川芎 當歸 芍藥 防風 人參 蒼术

木香 貴枝 當歸 芍藥 防風 人參

綿黄芪 大黄 消癰熱 木鱉子 治乳癰等瘡毒打傷

右等分為細末蜜和好醋成膏敷腫毒立愈

三仙散專治肚臍腰心腸等處內外服此劾

大黄 川山甲 用面炒 香白芷

图2

　　再看图3，左数第一至三行，五虎膏的最后两味药用小字注，以及全方用法，又与图2中右数第七、八行基本一样。

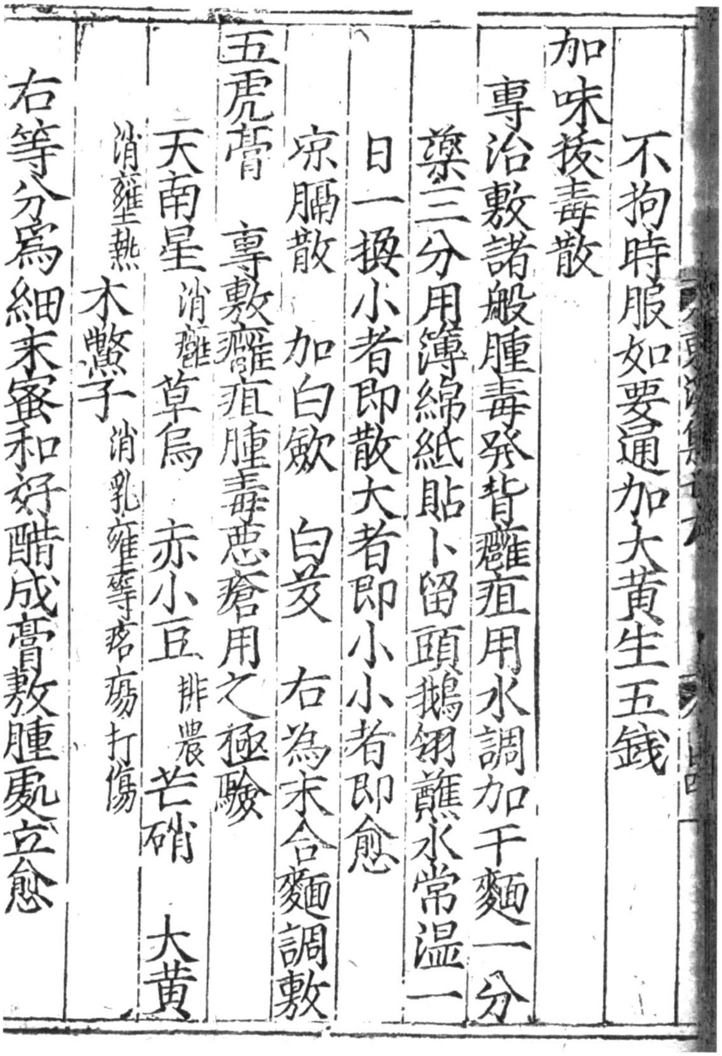

右等分爲細末蜜和好醋成膏敷腫處立愈

五虎膏　專敷癰疽腫毒惡瘡用之極驗

天南星　消雍草烏　赤小豆　排農芒硝　大黃
消雍熱　木鱉子　消乳雍毒等瘡瘍打傷

凉膈散　加白斂　白芨　右為末合麵調敷

日一換小者即散大者即小小者即愈

藥三分用薄綿紙貼卜留頭鵝翎蘸水常溫一

加味拔毒散
專治敷諸般腫毒發背癰疽用水調加干麵一分

不拘時服如要通加大黃生五錢

图3

　　将以上情形与传世的"十六味流气饮""五虎膏"对照，可以判断出这几处出现了错版。图1中的"十六味流气饮"基本正确，但它应该出现在图2的位置；而图2的"十六味流气饮"既不完整，又混进了"五虎膏"的内容。

这种情况，更可以肯定不是作者饶鹏的问题，而是书商和刻工的问题。对于医书来说，这种轻漫带来的混乱是最可怕的，因为普通读者很难看出问题，有可能在实践中错误参考而用错药物。本书尽可能对类似的问题作出订正，但仍有可能存在遗漏，读者仍需留意。

四、《东溪节略医林正宗》中的饶氏学术经验

虽然说整理和节略前人医籍要旨也是中医学术传承的方式之一，但我们更希望窥探作者本人的学术思想和临证经验。本书自创内容虽不多，但在校订中经与原引著作对照，发现也有不少体现作者思想的改动之处。

以卷一《药性赋》为例，其主要内容来自后世广为流行的题为李东垣的《药性赋》，本书所引有的改动似是有意的。例如《医要集览·药性赋》在"温性"药中有"白豆蔻宽膈，止胃翻而助脾"，本书将白豆蔻移至热性药中，取代了《医要集览·药性赋》热性药中的红豆蔻，大概是认为两者功效相似，不必分立，这应该是有意的改动。又如《医要集览·药性赋》和《补遗药性赋》均作"仙茅益肾，扶元气虚弱之衰"之句，本书改为"仙茅益肾，补男子阳弱之衰"，此改动与前一句"藁本除风，主妇人阴疼之肿"对仗，也体现了加工的意识。

在其他篇章，也体现出饶鹏对所引著作融会贯通的加工情况。例如在主气方中的"四君子汤"，查核发现其文整合了《脉症治方》和《三补简便验方》的引文，并有加工。举例如下：

四君子汤，扶胃降火，补虚固本，主男子用，若女子气虚，

亦宜用之。"（出自《脉症治方》）

若血虚用此，反耗除血，须要分别。（诸书无此句）。

……

上咬咀咬咬，咀嚼也，今人用刀锉代之，每服四钱，水煎，不拘时服。（诸书无此句。）

姜三片，枣一枚，兼有他证，依后加减。（《脉症治方》为"姜一片，枣一枚"，《三补简便验方》为"姜三片，枣二枚"。）

男子虚劳有热，加四物汤。渴加木瓜、干葛、乌梅。吐泻，加藿香、黄芪、扁豆。心烦口渴，加人参、黄芪。心热，加门冬、茯神、连肉。潮热往来，加前胡、川芎。腹痛，加军姜、赤芍、官桂。胃冷，加丁香、附子、砂仁。气痛，加茴香、玄乎、当归。有痰，加陈皮、半夏。（主要源自《三补简便验方》）

气虚甚者，加附子，暑月亦加。（主要源自《脉症治方》，《三补简便验方》无。）

……暑月病热，口渴，唇干，谵语，脉虚细而迟，加黄芪、川归、芍药、附子。气短，小便利，去茯苓，加黄芪补之。腹中气不转，更加甘草一半。中昏，初昏倒者，掐人中便醒。若气虚加人参、黄芪。有痰，加竹沥、姜汁。久疟，热多寒少不止，加柴胡、薄荷叶、黄芩。病后虚热，加川归、柴胡、升麻。（《三补简便验方》无此段，《脉症治方》有相似内容，但加减不完全相同。）

以上这些情况，反映出饶鹏在综合诸家经验的同时是有个人经验在内的。

又如"痈疽灸法"一节，虽然引自陈无择著作，但也是有改动的。见表1。

表1 《三因极一病证方论》《东溪节略医林正宗》痈疽灸法文本比较

《三因极一病证方论》	《东溪节略医林正宗》
夫痈则皮薄肿高，疽则皮厚肿坚。初发并宜灼艾。唯痈成宜针，疽脓成则宜烙。若能审其名证，早宜施治……	陈无择云：夫痈且皮薄肿高，疽则皮厚肿坚。初发并宜贴蒜饼灸之，不痛灸至痛，痛灸至不痛，住手。或取蜞针吮其恶血。虽痈成宜针，疽成脓后宜火烧针刺之出脓。若能审其名证，早宜施治……

　　从表1可以看到，饶鹏对陈无择原文中提到的原则性治法做了具体补充，更切实用。

　　此外，本书还完整地保留了一则饶鹏的医案，原先版面错乱，经过调整已清晰可读，该案如下：

　　医兵备谢老爹（名汝仪）

　　初生一痈有尺二，澜毕在左胁骨上，兼皆二三寸，肓之下，腰之上。名于（命予）视之。先用川乌、黄柏为末，用口水津液调敷疮上，即时痛止。就手服：

　　黄芪散

　　金银花五钱　黄芪五钱　当归五钱　甘草五钱

　　上作一服，用酒水各一碗，食远温服。

　　次日用十六味流气饮：

　　川芎　当归　芍药　防风　人参　木香　黄芪　官桂　桔梗　白芷　槟榔　厚朴　乌药　紫苏　枳壳　甘草各一钱

　　上作二服，水一钟半，煎至八分，食远温服，到滓再。

　　又用拔毒散

　　天花粉　无名异　黄柏　黄芩　大黄　木鳖子　牡蛎等分

　　上为细末，用好醋调敷，贴外弦。

又用铁箍散

白及　白蔹　黄柏　五倍子　芙蓉叶

上为末，用冷水调敷外层，果见热退痛止。五日外用圣愈汤。

圣愈汤

川芎　当归　生地黄　熟地黄　人参　黄芪各二钱

上水煎服。八日外贴膏药，渐渐收矣。后服圣愈汤十贴，末尾转八珍汤，未够半月而安矣。后张门花氏亦患此疾，在左肋下兼背二三寸，一疮生十三筒孔，后依此治之，不过半月而愈矣。

此案病证情况和治疗过程记载清晰，饶鹏先后用黄芪散、十六味流气饮、拔毒散、铁箍散和圣愈汤治愈谢汝仪疾病，后来又治疗张门花氏同类病证，可见饶鹏对于外科疮痈具有丰富的经验。

此次整理中，还有一些与前人意见不同的地方。例如黄玠序中"余且待持时，天气斗热"一句，丹波氏《医籍考》引该序时断句为"余且待持，时天气斗热"，这系未注意到"持时"是一个专有名词之故。又如柴胡百合汤加减法中"咳喘者加杏仁、百合，宜加麻黄"一句，肖校本断句作"咳喘者加杏仁。百合，宜加麻黄"，是将"百合"当为病名，或因前面提到此方兼治百合病。然而《金匮要略》中百合病诸方无用麻黄之例，颇存疑问。查原文（见图4），该方每条加减前均空一格，而"百合"前无，可知"百合"不是病名而是药名。

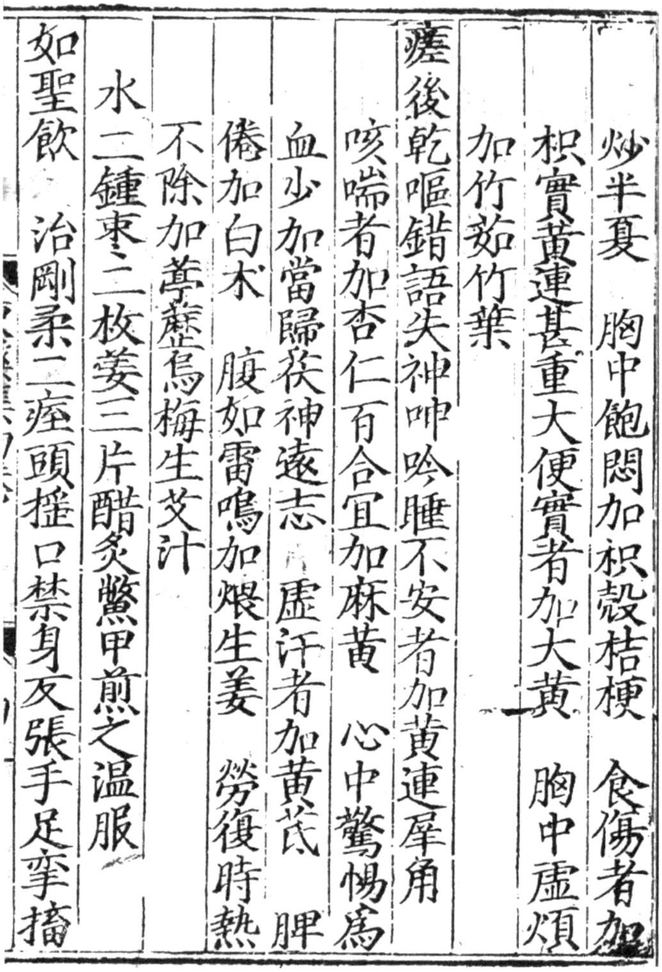

炒半夏　胸中飽悶加枳殼桔梗　食傷者加

枳實黃連甚重大便實者加大黃　胸中虛煩

加竹茹竹葉

瘥後乾嘔錯語失神呻吟睡不安者加黃連犀角

咳喘者加杏仁百合宜加麻黃　心中驚惕為

血少加當歸茯神遠志　虛汗者加黃芪　脾

倦加白术　腹如雷鳴加煨生姜　勞復時熱

不除加尊蘆烏梅生艾汁

水二鍾棗二枚姜三片醋炙鱉甲煎之溫服

如聖飲　治剛柔二痓頭搖口禁身反張手足拲搐

图4

本次整理中必然还存在疏漏之处，仅是为研读《新刊东溪节略医林正宗》提供一个初步基础。诚望读者加以指正，以待今后进一步完善。

总 书 目

疫证治例　　　　　　　　　　　明医指掌

袖珍小儿方　　　　　　　　　　古今医彻

类证注释钱氏小儿方诀　　　　　医学源流肯綮大成

儿科醒　　　　　　　　　　　　医家赤帜益辨全书

救偏琐言　　　　　　　　　　　引经证医

痰火颟门　　　　　　　　　　　医学经略

外科启玄　　　　　　　　　　　原病集校注

疡科选粹　　　　　　　　　　　医学统旨

外科图说　　　　　　　　　　　王九峰先生医案

外科大成　　　　　　　　　　　奇症汇

外科集腋　　　　　　　　　　　医贯辑要

女科正宗　　　　　　　　　　　楼隐楼医话

大生集成　　　　　　　　　　　裴子言医

大生要旨　　　　　　　　　　　医学统宗

胎产辑萃　　　　　　　　　　　医学启源

子午流注针经　　　　　　　　　回生达宝秘传明论医方

松厓医径　　　　　　　　　　　仁寿堂药镜